これならわかる！

精神科の看護ケア

監修 **木戸芳史**
浜松医科大学医学部
看護学科教授

＋

三井督子
京都大学大学院医学研究科
人間健康科学系専攻助教

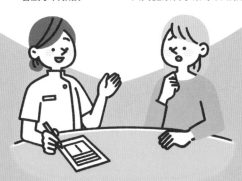

　この本を手にとっていただいているあなたは、いま精神科でお仕事をされている看護師さんでしょうか、それともこれから精神科で働こうと思っている看護師さんでしょうか。もしかしたら看護学生さんや、福祉職の皆さんかもしれませんね。皆さんとこの本を通じてお会いできたことを嬉しく思います。はじめまして、監修者の木戸芳史です。

　皆さんは「精神看護の専門性って何だろう？」と思ったことはありませんか。「精神科で看護師として働いても何の技術も身につかないのでは？」なんていう言葉も、昔はよく耳にしたものです。精神科では、むずかしい清潔操作、最新の治療機器の取り扱い、画像やデータの読解、そして注射や点滴をする機会すらも、他科に比べると非常に少ないので、そんなふうに思ってしまうのかもしれませんね。

　私たち精神科看護師にとっての「技術」は、他科よりも少し曖昧なデータと複雑なアセスメントにもとづく、私たちの表情や態度、そして言葉の用いかただと私は考えています。そんな私たちの「技術」によって、対象者の症状はよくも悪くも変化し、人生をも左右してしまうかもしれません。また、現代の精神看護では「ケアを対象者とともに創る（コプロダクション）」ことも求められています。対象者のよき伴走者であることも、私たちに必要な「技術」です。

　精神看護のど真ん中にあるのは、対象者との信頼関係のもとに、「意図」と「技術」をもってコミュニケートしていくことです。そんな現代の精神看護に必要な知識を、この本は幅広く、わかりやすくあなたに提供します。もちろんこの本の内容は、深い深い精神看護の「沼」の入り口に過ぎません。この本を読んで概要をつかんだら、より専門性の高い本や研修にもチャレンジしてみてください。読んでいくうちに「もっとこのあたりを深めてみたいな」と思ってもらえたら、監修者としてとても嬉しいです。

浜松医科大学医学部看護学科教授　木戸芳史

私が精神科で働き始めたのは、もう20年も前のことです。ちょうどその頃に「精神分裂病」は「統合失調症」に変わりました。非定型抗精神病薬が次々に発売され、精神病は治療効果が期待できる病気として薬物療法への期待が高まりました。当時の私も、症状と薬の効果に少し気をとられていたように思います。コミュニケーションやかかわりは全然ダメでした。夜中に「死にたい」と言われベンチで話を聞いていると、死なないように説得しなくちゃ、いいことを言わなくちゃ、と思い空回りしてしまいます。受け持ちの対象者と「もうリストカットはしない」と約束したのに、数日で反故にされ悲しくなりました。躁状態の対象者に論破され情けない思いもしました。回復の役に立っている実感がなく、何が正解なのかわからず悩んでいたところ、あるときのカンファレンスで新しい上司に「新人なんだから、思うようにやってみなさい」「私たちが支援するから」と言われ、本当に有り難く救われた思いがしました。背伸びをせず、新人らしく、自分ができるかかわりをしたらよいのだ、と肩の荷が降りた体験でした。その上司は、やわらかい物腰で対象者の苦痛を労りながら、ふわりと相手の懐に入っていきます。その人のようになりたい、もっと看護を勉強したいと思ったのでした。

　それから月日が流れ、精神疾患をとり巻く状況はさらに変化しています。夢に向かってその人らしく生活することをめざす考えかたが広がり、支援の目標や計画を対象者と一緒に考え協働していくやりかたが始まっています。症状そのものではなく、その症状によってうまくいかない苦悩を受け止め、生活上のあれこれと対処を一緒に考えることは、まさに看護の本質であると私は思います。

　この本には、私がいままで出会った多くの対象者やご家族、先輩や仲間から教わった大切なことがたくさん詰まっています。新しく精神科で看護師人生を始める方はもちろん、看護の奥深さに少々煮詰まっている方にもぜひお読みいただき、また明日から頑張っていこうと思ってもらえると嬉しいです。

京都大学大学院医学研究科 人間健康科学系専攻助教　三井督子

新人ナースの最大の悩み それはコミュニケーション!!

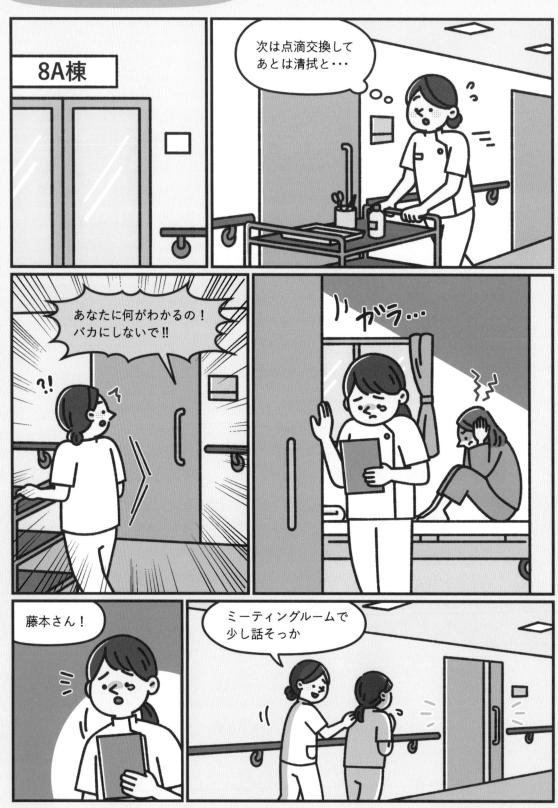

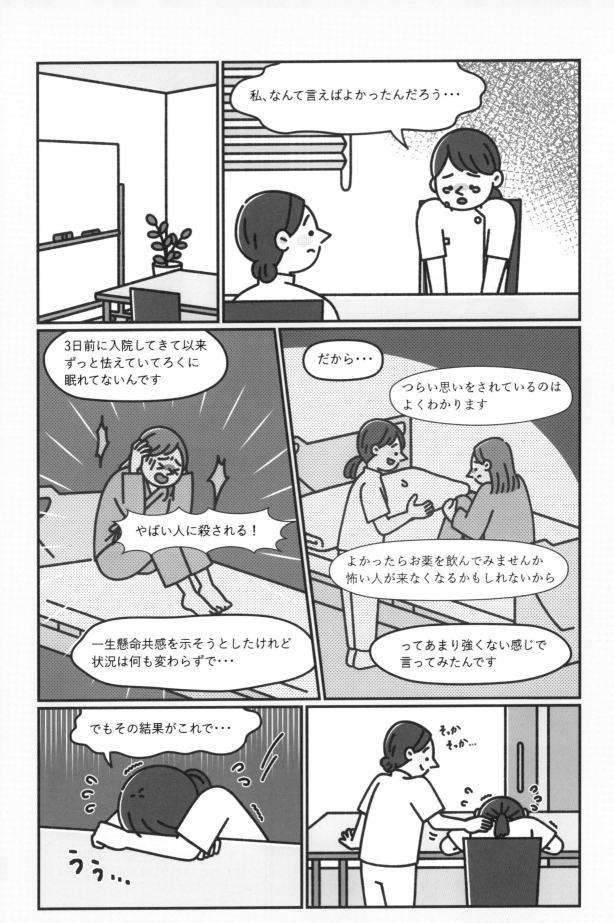

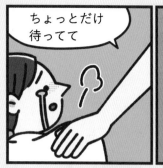

ちょっとだけ
待ってて

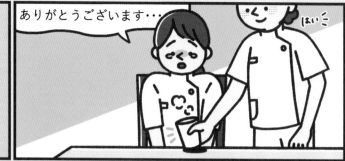

ありがとうございます・・・

はい

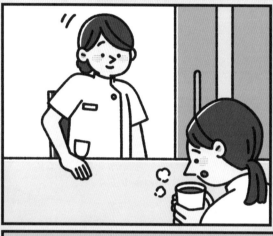

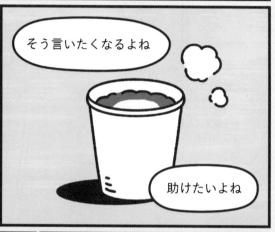

そう言いたくなるよね

助けたいよね

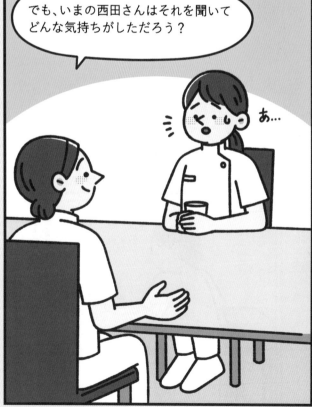

でも、いまの西田さんはそれを聞いて
どんな気持ちがしただろう？

あ...

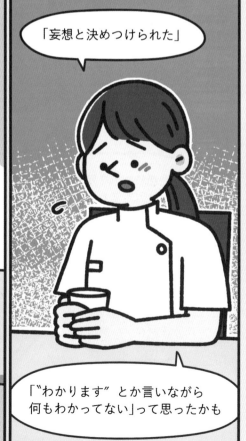

「妄想と決めつけられた」

「"わかります"とか言いながら
何もわかってない」って思ったかも

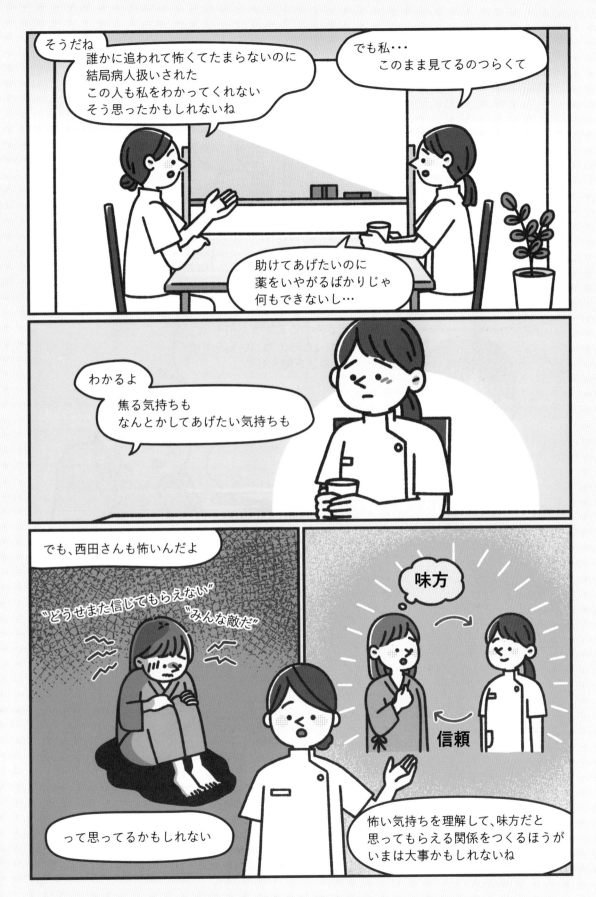

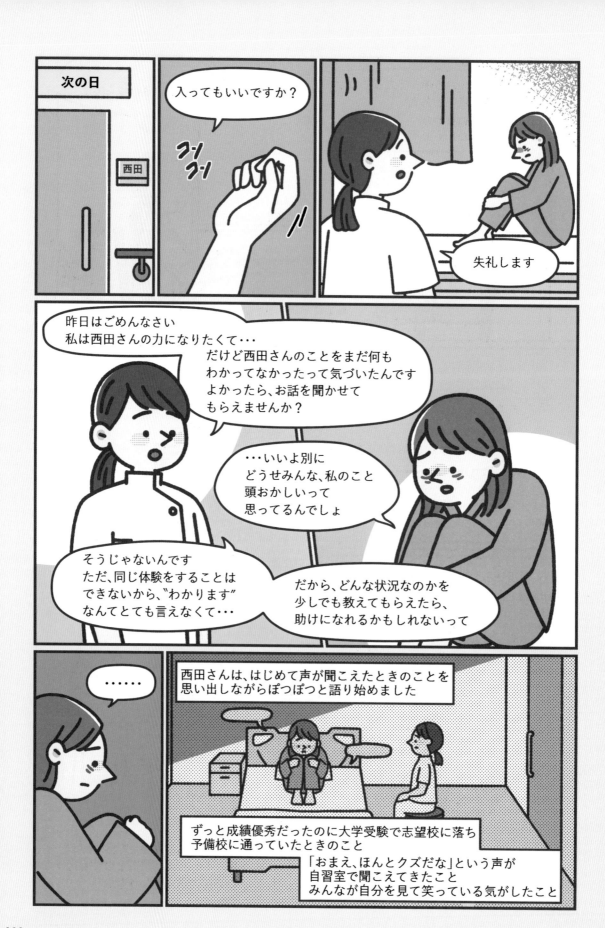

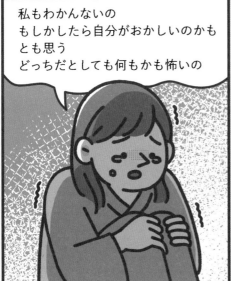

私もわかんないの
もしかしたら自分がおかしいのかも
とも思う
どっちだとしても何もかも怖いの

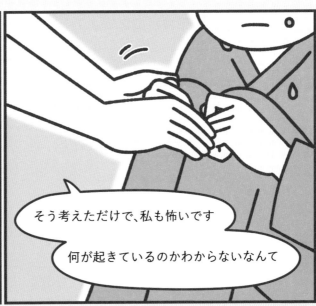

そう考えただけで、私も怖いです

何が起きているのかわからないなんて

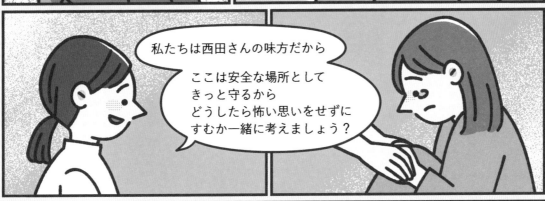

私たちは西田さんの味方だから

ここは安全な場所として
きっと守るから
どうしたら怖い思いをせずに
すむか一緒に考えましょう？

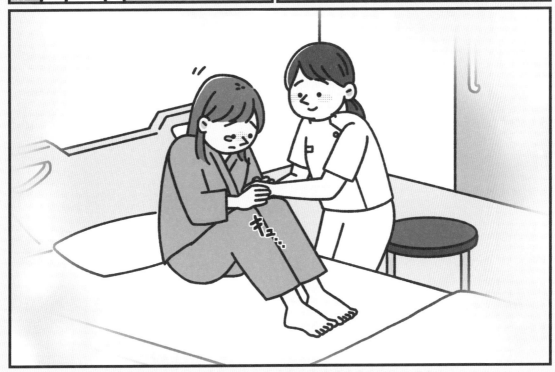

これならわかる！　精神科の看護ケア　CONTENTS

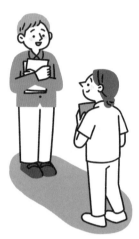

PART 1 >>

出会いから退院までの道を、ともに歩む
1人の人間として、治療的関係を築く

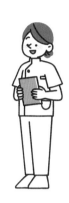

PART 2 »

疾患ごとに、治療的コミュニケーションも変わる!!
代表的疾患の見かた& かかわりかたを身につける

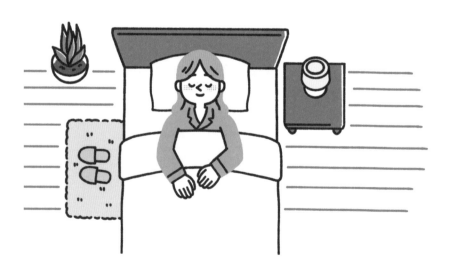

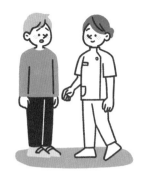

PART 3 >> 薬だけでは、再燃・再発を防げない 心理・社会的ケアで リカバリーをめざす

PART 4 » 高齢の人も増えている。併存疾患の知識も必須！
身体疾患&症状のケア、ここだけ押さえる

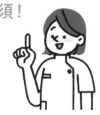

治療とケアの方法は、医療機関によっても状況によっても異なります。
本書で考えかたを理解したうえで、個別のケアについては、上司、先輩、主治医などに
よく確認しながらおこなうようにしてください。

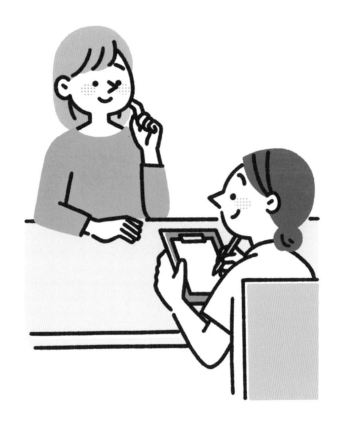

PART 1

出会いから退院までの道を、ともに歩む

1人の人間として、
治療的関係を築く

精神科で出会う対象者は、誰もが苦しみや傷つきを抱えています。
それを受け止め、思いに寄り添ってくれるナースがいることで、
治療とケアがはじめてなりたちます。安心感を提供し、
チームとして歩むための関係性の築きかたを学んでいきましょう。

治療的関係が リカバリーの第一歩

精神科でかかわる対象者は、多くの困難を抱えて病棟や外来にやってきた人たち。
ナースがその思いを理解し、寄り添うことから、リカバリーへの道のりが始まります。

精神科ナースの役割は、リカバリーの伴走者

傍らで寄り添い、ともに方法を模索しながらよりよい人生へと進む。

リカバリーとは

精神疾患をもつ人が、たとえ症状や障害が続いて
いたとしても、人生の新しい意味や目的を見出し、
充実した人生を生きていくプロセスである

（「Recovery：The lived experience of rehabilitation.」Deegan PE, Psychosocial Rehabilitation Journal vol.11
（4）：11-19, 1988／「Recovery from mental illness：The guiding vision of the mental health service system
in the 1990s.」Anthony WA, Psychosocial Rehabilitation Journal vol.16（4）：11–23, 1993 より引用）

意味や目的を感じ
ながら、その人ら
しい人生を歩める
ことが目標。

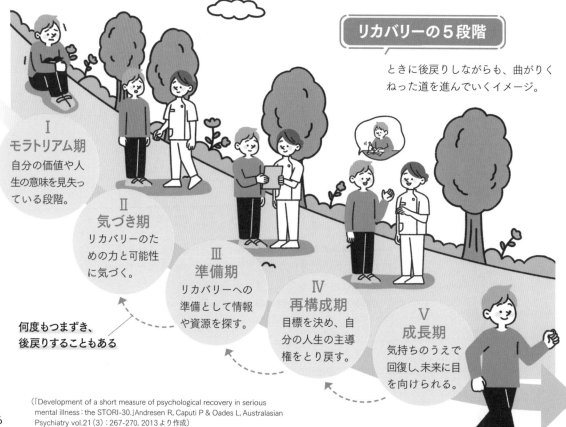

リカバリーの5段階

ときに後戻りしながらも、曲がりく
ねった道を進んでいくイメージ。

I モラトリアム期
自分の価値や人
生の意味を見失っ
ている段階。

II 気づき期
リカバリーのた
めの力と可能性
に気づく。

III 準備期
リカバリーへの
準備として情報
や資源を探す。

IV 再構成期
目標を決め、自
分の人生の主導
権をとり戻す。

V 成長期
気持ちのうえで
回復し、未来に目
を向けられる。

何度もつまずき、
後戻りすることもある

（「Development of a short measure of psychological recovery in serious
mental illness：the STORI-30.」Andresen R, Caputi P & Oades L, Australasian
Psychiatry vol.21（3）：267-270, 2013 より作成）

》精神疾患は、特別な病気なんかじゃない

精神疾患は誰もがかかりうる病気です。長期の服薬が必要な点も、糖尿病などの身体疾患と同じ。けれども世間には、精神疾患をもつ人へのスティグマ（偏見・差別）が存在します。当事者自身も例外ではありません。診断によって、人生が奪われたように感じる人もいます。

精神科ナースの役割は、その気持ちを理解したうえで、望む人生を歩む支えとなること。**症状や障害があっても、その人らしい人生を送ることはできるのです。それが精神科治療の目標である「リカバリー」です。**

なおリカバリーには、自分らしい人生をとり戻す「パーソナル・リカバリー」と、臨床的回復を表す「クリニカル・リカバリー」があり、ここでのリカバリーは前者を意味しています。

》つながりのなかで、リカバリーをめざす

対象者と医療職がたがいに信頼・協力しながら、同じ目標に向かう関係を「治療的関係」といいます。精神療法の領域では治療同盟の言葉で知られ、治療効果の中核をなすもの。このような関係を築くことがリカバリーの第一歩です。

まずはありのままの相手を受け止め、肯定してください。治療やケア、今後の生活に何を望むか、対象者の言葉に真摯に耳を傾けましょう。服薬1つとってもそう。望まないことを強制し、従わせる関係では、対象者がもつリカバリーの力を奪うことになります。**リカバリーの可能性を心から信じてかかわり続ければ、対象者がもつ強み（ストレングス）も見えてくるはず。**それを礎に、目標に向かって進むサポートをするのが、精神科ナースの本質的な役割です。

「リカバリー＝自立」じゃない。支え合ってともに生きる

リカバリーの道のりには、下の5つの要素が欠かせない。

CHIME モデル

Connectedness
人とのつながり
家族、パートナー、友人との関係にかぎらず、「仲間がいる」と感じられることが大事。

Hope and Optimism about the future
未来への希望と楽観
よりよく変化したいという思いや希望をもち、「自分にはきっとできる」と信じる。

Identity
自分らしくある
個性は1人1人違って当然。スティグマを乗り越え、自分らしさをポジティブに捉え直す。

Meaning in Life
人生の意味
人生の意味や価値を見出す。生活の質だけでなく、精神的に満たされていることも大事。

Empowerment
エンパワーメント
強みに焦点をあて、自身を力づけながら、人生の舵をとる。そこには責任もともなう。

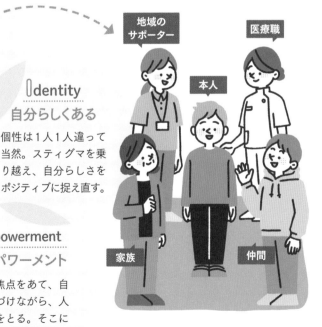

地域のサポーター　医療職　本人　家族　仲間

人や社会とのつながりが豊かなほど、リカバリーの支えになる。

「ともにいる」ことが、治療でありケアである

対象者の傍らで思いを聞き、支持的にかかわること自体に、治療的意味があります。
問題解決指向で変化を求めず、ありのままの相手を受け入れる姿勢を大切にしましょう。

》意味のある言葉は、必ずしも必要ない

　自分を心から信頼し、関心をもってくれる相手には、思いを話したくなるものです。**その思いを受容し、共感してもらえると、心のつらさも軽くなります。**「自分は1人じゃない。支えてくれる人がいる」と感じ、一歩踏み出す勇気も出てきます。これが治療的関係の基本原理。このようなかかわり自体に、精神療法的な意味合いがあるのです。

　「何か意味のあること、役立つことを言わなくては」という思いは、いったん脇に置きましょう。**相手の思いを受容的に聞き、寄り添うだけで、十分に価値があります。**これが精神科ナースに求められる、〝ともにいる〟姿勢です。

》いろんな意味で、〝待つ〟ことを大切に

　精神科に入院してくる対象者は、人間関係における傷つきを幾度も経験しています。担当ナースに対しても、すぐには心を開けません。「信頼できる人かな」「自分をどう思っているのかな」と、心のうちは不安でいっぱい。**最初から何もかも聞き出そうとせず、〝待つ〟ことを心がけてください。**

　治療的関係ができてからも、〝待つ〟姿勢は重要です。精神科の治療は、目に見える変化が生じるのに時間がかかります。対象者自身も、先行きの見えなさに苦しんでいます。**傍らに寄り添うナースには、その思いを理解しつつ、変化を〝待つ〟姿勢が求められます。**

《 対象者を信じて待つことが、リカバリーの支えに 》

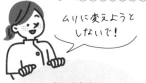
ムリに変えようとしないで！

リカバリーを促すかかわりかたの3要素。信じて待つ姿勢が基本となる。

価値観
- 1人の人間として対象者を尊重する
- 対象者の発言が本当であると信じる

態度
- 対象者に潜在的な可能性、強みがあることを信じる
- 対象者のありのままを受け入れる
- 対象者の失敗や再発を、リカバリーの一部とみなす

ふるまい
- 判断を下すことなく聞く
- 対象者の将来が見えないことに耐える
- 対象者の幸せ、ウェルビーイングに心から関心を寄せ、心配していることを表現し、示す
- 適切なユーモアを使う

（「100 ways to support recovery：A guide for mental health professionals（2nd Ed.）」Slade M，Rethink Mental Illness，2013より作成）

安心感や信頼感があってはじめて、思いを話せる

治療的関係におけるコミュニケーションのコツも身につけておこう。

質問のしかた
形式的な情報収集ではなく、「あなたを知りたい」という思いで。

……何か、焦ったりすることありますか？

うん……ずっとこうなのかなって

目線と表情
目線の高さをあわせる。マスク越しでも伝わるよう、表情豊かに。

口調とスピード
おだやかさと明瞭さが大事。思考障害などがあれば、速度を落とす。

所作
感覚刺激に敏感な人も。不必要な音は立てず、バタバタ動かない。

距離
不安や恐怖を感じさせないよう、腕1本程度の距離をあけて話す。

記録
メモはなるべく後回しにし、相手だけに注意を向けて対話しよう。

座り位置／立ち位置
斜め向かいや90°が話しやすい。横並びも、構えず気楽に話せる。

安心させる雰囲気、環境づくりも大事

いずれも、カウンセリングで用いられる基本技法。不安を与えずに、「あなたの思いを聞かせてほしい」「この場では何を話しても大丈夫」というメッセージを届けられる。

治療的関係 | 出会いから同感まで、4つの位相でかかわる

精神看護理論の基礎は、人間対人間のかかわりに治療的意味を見出すヒューマニスティックな精神医学。ここではJ・トラベルビーの理論をもとに、その意味を見てみましょう。

》患者役割を、無意識に求めていない？

現代精神看護の理論的始まりは、1950年代にH・E・ペプロウが執筆した『人間関係の看護論』。対人関係のなかで、対象者のパーソナリティの発達を促すことが精神科ナースの役割と考えました。さらに1970年代には、J・トラベルビーが『人間対人間の看護』を上梓。病や苦難の体験に立ち向かい、その体験に意味を見出せるような援助に価値を置きました。

これらの理論に共通するのは、ありのままの人間的なかかわりです。「患者さんらしく指示に従ってほしい」という役割期待を捨て、世界に1人しかいない〝その人〟を見ること、心理的かかわりを深めることが求められます。

時間をかけて、二項関係を深めていこう

J・トラベルビーの理論。下の4段階を経て、はじめて治療的関係に到達する。

第1段階

出会いの位相

味方であると伝え、安心してもらう
最初は「〇〇疾患の患者さん」「看護師」の役割で出会う。「味方であり、力になるためにここにいる」と伝え、不安や警戒心を解いてもらうことに努める。

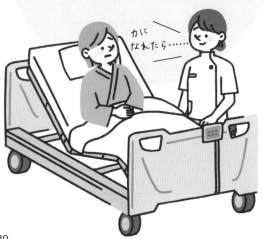

力になれたら……

第2段階

同一性の出現の位相

1人の人間としてのアイデンティティが見えてくる
職業役割を越えて相手の人間性にふれ、その人らしさを感じ始める時期。心理的なつながり、結びつきも生まれてくる。

子どものころから……

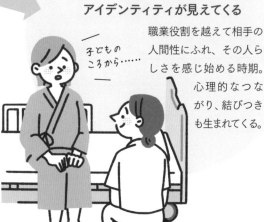

》役割を越えて、人間対人間の看護へ

たとえば、新たに入院してくる双極性障害の対象者がいるとします。入院に際し、あなたはどんな準備をしますか？　疾患、年齢、性別などの属性、原疾患の経過や既往などの情報を、まずとるのではないでしょうか。

医療職としてかかわる以上、この視点は不可欠です。しかし疾患や属性が、その人のすべてではありません。**患者さんという役割も、たまたま状況的に割りあてられたもの。**そこにあてはめずに人を見る視点が必要です。

看護師−患者役割にこだわりすぎると、「双極性障害なのに非現実的なことを言って、病識がない」などと感じ、批判的まなざしを向けることになりかねません。**病気とその人を切り離して考え、ありのままのその人らしさを見ることを大切にしてください。**

》「指示」より「支持」を意識して会話する

このような人間的結びつきは、精神科看護のいちばんの醍醐味です。病棟で出会ったのも、何かの縁。「**せっかく出会えたのだから、あなたによくなってほしい**」「**生きていてほしい**」と、**心からの思いを伝えてください。**

この姿勢をもてるようになると、「治療のために指示に従わせなきゃ」という思いにとらわれにくくなります。服薬や毎日の生活管理もそう。治療計画を守れないときは、その理由を尋ね、尊重してください。そのうえで、「どんな生活スケジュールだったら、うまくやれそうですか？」などと、解決策をともに探ります。**同じ目標に向かって、タッグを組んで一緒に歩んでいくイメージ**です。こうしたかかわりが、信頼関係をさらに深め、よりよい治療効果をもたらします。

第3段階

共感の位相

相手の内的体験を感じ、理解する

対象者の言葉や行動から内的な体験を理解し、共感する時期。「これほど繊細で真面目な人が、そんな状況に置かれたら、どれほどつらいだろう」などの想像力を働かせて生じる共感。

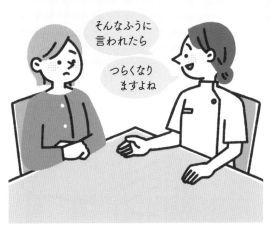

そんなふうに言われたら

つらくなりますよね

第4段階

同感の位相

相手の苦悩に心が動き、かかわらずにいられない

心からの思いとして、相手の苦悩に共鳴する段階。「あなたは私にとって大切な人だから、よくなってほしい」と強く願い、言語的・非言語的メッセージとして伝えていく。

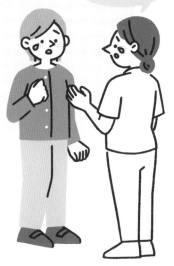

それほどつらい状況のなかで、

よく頑張ってこられましたね

どんな話も否定せず、ありのままに受け止める

治療的関係構築のために、とくに重要な考えかたやスキルを覚えておきましょう。
まずは傾聴・共感。うわべの態度としてではなく、心からの関心を寄せて思いを聞きます。

質問や相づちをはさみながら、思いに寄り添う

質問をはさむときも、1人1人のテンポにあわせ、負担にならないよう配慮。

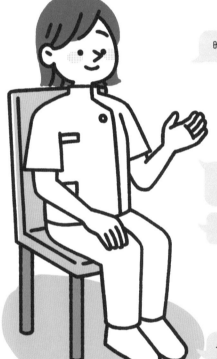

閉じた質問
昨夜はよく眠れましたか?

「閉じた質問」「開かれた質問」を使い分けて
Yes/Noで答えられる質問、自由度の高い質問の両方を使うと、話に広さと深さが出る。

寝る前は、睡眠薬なしで平気と思ったんだけど……目をつぶると、これからどうなるんだろうって不安で、つらくなって……

伝わり返し
この先のことが不安で、つらくて、眠れなくなってしまったんですね

共感
それはつらかったですね

いつまでも睡眠薬に頼ってちゃ、退院して働くなんてできないって思ったんだけど、やっぱりダメだなって

リフレイン
やっぱりダメと感じてしまったんですね

言い換え
復職のために自信をつけたいのに、思うようにならないもどかしさのような感じでしょうか?

対象者が「わかってもらえた」と感じるだけでなく、考えを深めたり、気づきを得たりするのにも役立つ。

そうなんです、いつまでもこんなじゃ……

待つ(沈黙の尊重)
大丈夫ですよ、焦らずゆっくり話してください

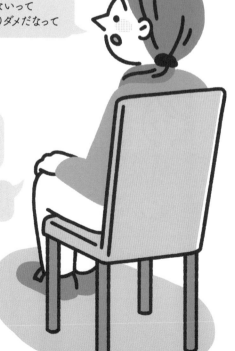

≫傾聴・共感は、カウンセリングの基本姿勢

　人の話を聞くとき、私たちの心のなかにはさまざまな感情、考えが浮かんでいます。反対意見が浮かび、つい口をはさみたくなることも。このような考えを脇に置き、相手の話をありのままに受け止めるのが「無条件の肯定的関心」。傾聴の基本的姿勢です。

　このとき相づちをうちながら聞くと、相手への関心が伝わって話しやすくなります。ほかにも、相手の言葉をくり返す「リフレイン」、自分の理解を伝えて確認する「伝わり返し」、わかりやすくまとめて確認する「言い換え（要約）」などのスキルがあります。

　共感は、相手の体験を自分ごとのように受け止めて、自分の心に響かせること。相手の体験を100％再体験することはできませんが、理解しようと努めることで、相手の思いに近づけます。

≫自己一致も重要。いつも誠実に向き合って

　共感が大事とはいえ、話の内容によっては、心から共感できない場合もあるでしょう。ここで重要となるのが「自己一致」です。傾聴・共感はもともと、現代的カウンセリングの創始者C・ロジャースが提唱した手法。ロジャースは「無条件の肯定的関心」「共感的理解」「自己一致」をカウンセリングの3条件と考えていました。

　自己一致は、ありのままの自分として、相手の前に存在すること。言動と思いが一致していることです。共感においても、わからないことを「わかります」と言う必要はありません。たとえば幻覚・妄想の内容に共感できなくても、それがたえず生じる苦しみには共感できるはず。治療的関係においては、嘘をつかないことも大切ですから、理解できる部分に焦点をあてて共感を示してください。

共感は大事。でも、「わかります」の連発はいらない

共感には2つの種類がある。情緒的共感ができないときには、認知的共感で。

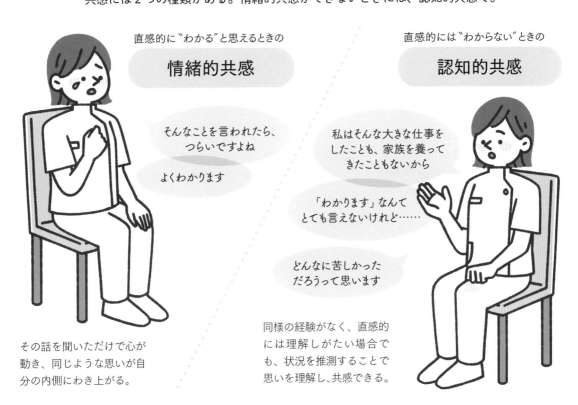

直感的に〝わかる〟と思えるときの
情緒的共感

そんなことを言われたら、つらいですよね

よくわかります

その話を聞いただけで心が動き、同じような思いが自分の内側にわき上がる。

直感的には〝わからない〟ときの
認知的共感

私はそんな大きな仕事をしたことも、家族を養ってきたこともないから

「わかります」なんてとても言えないけれど……

どんなに苦しかっただろうって思います

同様の経験がなく、直感的には理解しがたい場合でも、状況を推測することで思いを理解し、共感できる。

多くの人にトラウマがある。その前提で配慮を

TIC（トラウマ・インフォームド・ケア）とは、トラウマ（心的外傷）に配慮して対象者とかかわること。比較的新しい概念ですが、対人援助職につくすべての人に求められる姿勢です。

PTSDだけでなく、多くの精神疾患に関係している

精神科を受診する人の多くはトラウマの経験をもち、疾患にも影響している。

素因－ストレスモデル

ストレス
対人関係における傷つき、仕事や学業の問題、虐待などさまざま。

素因
遺伝的素因やパーソナリティ、ストレスに対する脆弱性などがある。

心理的障害
うつ病や不安障害、統合失調症、PTSDなどの精神疾患を発症する。

素因をもつ人にストレスが加わり、精神疾患を発症する。

トラウマの影響

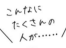
調査

アメリカの地域精神保健福祉センターを利用していた505名を対象とした調査。調査時に抱えていた精神疾患は、右図のとおり。

こんなにたくさんの人が……

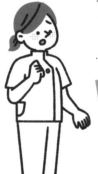

精神医療を利用している505人

		%
一次診断	大うつ病	32%
	精神障害（統合失調症など）	27%
	双極性障害	15%
二次診断	薬物乱用・依存	15%
	PTSD	12%
	不安障害	6%

（横軸：0　10　20　30　40(%)）

結果

91%の人が、トラウマ的できごとを経験していた！

過去の心的外傷体験を尋ねると、91％もの人が1つ以上を経験していて、精神疾患の発症にも関係していた。

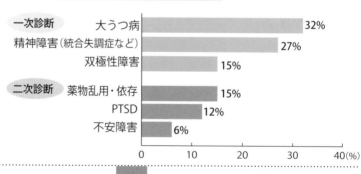

強制的性的暴行　性的虐待　暴力の目撃
病気　自然災害　事故　家族・友人の殺人　など

（「Trauma history screening in a Community Mental Health Center.」Cusack KJ, Frueh BC & Brady KT, Psychiatric Services vol.55（2）：157-162, 2004 より作成）

話したくないこと、トラウマを連想させることに配慮して

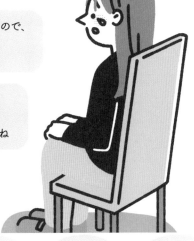

あなたの力に
なれたらと思っています

そのためにあなたを知りたいので、
これまでのこともいろいろ
お伺いしますが、

つらくて話せないこと、
話したくないことは、
無理しないでくださいね

トラウマにかかわることを無理に聞かず、
話したいときが来るのを待つ。

**TIC
6つの原理**

安全	信用・信頼に値する透明性	ピアサポート	協働と相互性	エンパワーメント／声をあげる／選択する	文化的・歴史的、性差の問題
心理的・物理的安全が確保されている。	信頼できる組織運営、情報提供をする。	人とのつながりを通じて、回復を促進。	対等な立場で、一緒に意思決定をする。	対象者の強みに目を向け、意志や選択を尊重。	人種やジェンダーの問題にもふれる。

》「3つのE」からトラウマを理解する

トラウマといえば、真っ先に思い浮かぶのがPTSD。災害や戦争体験、身体的・性的虐待など、「狭義のトラウマ」で起こる心理的障害です。**一方で、広義のトラウマもあります。本人にとって身体的・感情的に有害で、長期的影響をもたらす体験です。**小児期のいじめや家庭不和、家族の精神疾患、貧困などが含まれます。

一般市民でも、過半数の人が一度はトラウマを経験します。精神疾患をもつ人では、その割合は90%以上にも及びます。

TICは、このような背景に配慮したかかわりです。基本原則は、3つの「E」。「Event（トラウマとなるできごと）」「Experience（それをどう体験したか）」「Effect（どんな影響を受けたか）」を理解してかかわることが重要です。

》隔離や拘束なども、新たなトラウマになる

TICではもう1つ、「4つのR」という視点が求められます。「Realize（理解する）」「Recognize（気づく）」「Response（対応する）」「Re-traumatization（再トラウマを防ぐ）」です。**トラウマに気づき、それが現在の苦しみに影響していると理解できれば、乗り越えるための方法を一緒に考えていけます。**

精神科では、4つめのRがとりわけ重要です。対象者たちは、ただでさえ不安や恐怖、傷つきを抱えて入院してきます。その状況で、隔離や身体拘束を受けたらどうなるでしょう？　恐怖心はますます大きくなり、恨みや怒り、混乱がずっと続きます。ナースを信頼し、治療的関係を築いていくこともできません。**安易な隔離、身体拘束をしないことも、重要なTICです。**

対象者の世界を、ストーリーから理解する

ナラティブとは、物語、語りのこと。対象者の苦しみは、医学的エビデンスだけではとうてい理解できません。本人にとっての体験を聞き、対話を深めていくことも、大切な治療です。

》医学的文脈が、妨げになっていることも

医学には「疫学」「治癒率」「予後」などの膨大なデータが存在します。それが医学の進歩を推し進めてきたのは事実。しかしどんな疾患も、体験しているのは「人」です。その人にとってどのような苦しみだったか、人生においてどのような意味をもつかも、同じくらい重要です。

それを語りながら、リカバリーのために体験の意味を再構成していくのが「ナラティブ・アプローチ」です。

対象者の話を聞くときは、症状だけを点で見ず、文脈で理解しましょう。どんな人生を送ってきたか、どんな文脈で症状が現れたかに注目します。その体験を、現在どう思っているかも尋ね、対話を深めていきます。

》幻覚やこだわりにも、ストーリー上の意味がある

たとえば統合失調症の対象者から、「姉が私を殺そうとしている」という語りがあったとします。このような幻覚や妄想にも、文脈的な意味はあります。もしかしたら、幼少期からの姉との関係が影響しているのかもしれません。「お姉さんはどうしてそんなことを？」と尋ねてみると、意味が見えてくることもあります。

重要なのは、対話を通じて、そのストーリーを書き換えていくこと。幼少期から、母親の愛情をめぐって姉との確執があったのなら、そのときの傷つきを認め、受け入れることから始めます。そのうえで未来に目を向け、「いまの自分ならどう考えるか」「これから何ができるか」を一緒に考えていきます。

対話を通じて、ストーリーが書き換えられていく

考えを変えようとするのではなく、対話から得られる〝気づき〟を大切に。

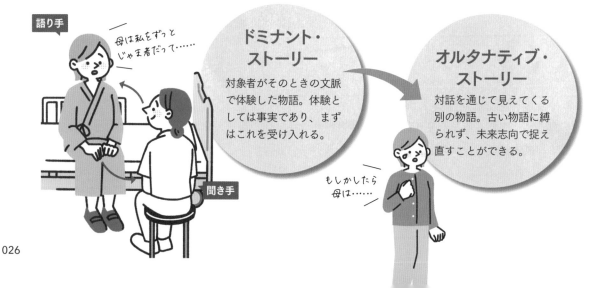

語り手 母は私をずっとじゃま者だって……

聞き手

ドミナント・ストーリー
対象者がそのときの文脈で体験した物語。体験としては事実であり、まずはこれを受け入れる。

オルタナティブ・ストーリー
対話を通じて見えてくる別の物語。古い物語に縛られず、未来志向で捉え直すことができる。

もしかしたら母は……

語りのなかで、これから歩みたい道が見えてくる

NBM（Narative Based Medicine）は、精神科以外でも注目されている。

4つの基本姿勢

病を1つの章と捉える

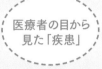

医療者の目から見た「疾患」

↓

主観的経験と、患者の「意味づけ」を尊重

医療者の関心事が病であっても、人は病だけを生きているわけではない。対象者の人生と生活世界という大きな物語のなかの1つの章と捉え、体験の意味を聞き、理解を深める。

語り手＆主体として尊重する

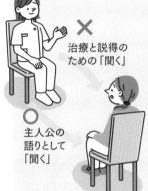

× 治療と説得のための「聞く」

○ 主人公の語りとして「聞く」

従来の医療では、診断や治療方針決定のために話を聞くのが一般的だった。一方のNBMでは、病にまつわる物語の語り手として、人生の主人公として相手を尊重し、話を聞く。

複数のストーリー ががあっていい

対象者
家庭も学校もずっとつらかった

医師
医学的には遺伝やセロトニンが……

心理士
ものごとの捉えかた「認知」が……

医学的理論も1つの物語といえる。それぞれの立場で、それぞれの物語があり、どれか1つだけが正しいとはいえない。すべての物語の価値を認め、共存させることが大事。

新たなストーリーの 治療的影響に期待

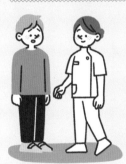

医師やナース、心理士などとの対話から生まれる新たな物語には、治療的価値がある。「今後同じことがあったら、こうしてみようかな」と、新たな対処につなげられると理想的。

（『Medical wisdom and doctoring—The art of 21st century practice.』Taylor RB，Springer, 2010 より作成）

4つのスキル

+

要約 しながら聞く

ただ聞くだけでは、話が拡散しがち。要約し、理解を伝えながら対話を進める。

時間軸で 整理する

各できごとの時期がわかると、物語の筋立てが見えやすく、対象者と共有できる。

いまの思い を聞く

話がある程度進んだら、当時の思いや意味づけを、いまはどう思うか聞いてみる。

今後への思い を聞く

過去を受け入れつつも、望む人生のために、何を大切にしたいか考える。

（『看護師のための精神科でのコミュニケーションとケア』畠山卓也、ナツメ社、2021より作成）

すべての人に強みがある。 回復する力を信じて

かつての精神科医療では、対象者を「障害や症状による問題をもつ人」と捉えていました。
これを「強みをもつ人」という見かたに変え、リカバリーをめざすのが、ストレングスモデルです。

本人の力だけでなく、周囲の人や環境も "ストレングス"

人生は、個人の力だけでは成り立たない。環境のストレングスも重要。

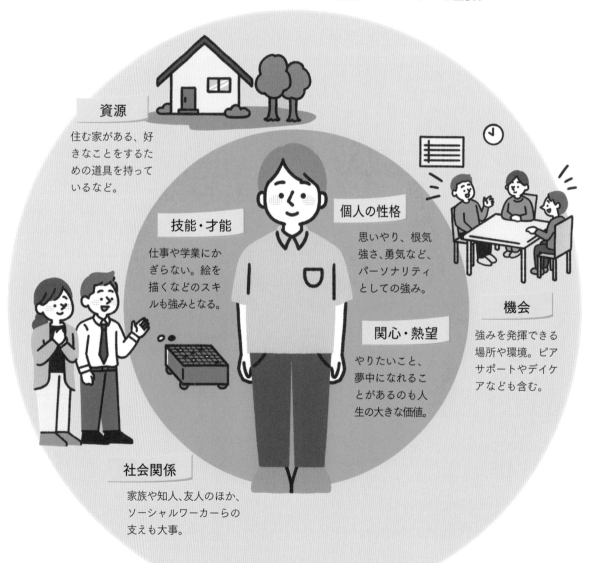

資源
住む家がある、好きなことをするための道具を持っているなど。

技能・才能
仕事や学業にかぎらない。絵を描くなどのスキルも強みとなる。

個人の性格
思いやり、根気強さ、勇気など、パーソナリティとしての強み。

機会
強みを発揮できる場所や環境。ピアサポートやデイケアなども含む。

関心・熱望
やりたいこと、夢中になれることがあるのも人生の大きな価値。

社会関係
家族や知人、友人のほか、ソーシャルワーカーらの支えも大事。

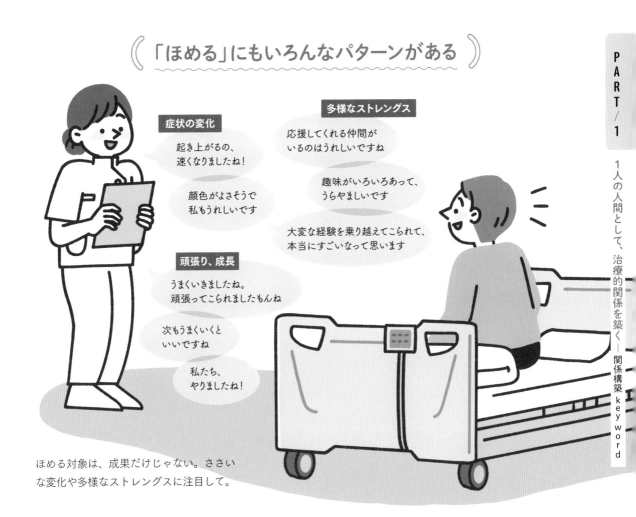

「ほめる」にもいろんなパターンがある

症状の変化

起き上がるの、速くなりましたね！

顔色がよさそうで私もうれしいです

多様なストレングス

応援してくれる仲間がいるのはうれしいですね

趣味がいろいろあって、うらやましいです

大変な経験を乗り越えてこられて、本当にすごいなって思います

頑張り、成長

うまくいきましたね。頑張ってこられましたもんね

次もうまくいくといいですね

私たち、やりましたね！

ほめる対象は、成果だけじゃない。ささいな変化や多様なストレングスに注目して。

》 **誠実さや細やかさなど、たくさんの強みがある**

「この問題さえなければ、幸せになれるのに」と思ったことはありませんか？　人はついマイナス面に目を向け、人生がうまくいかない理由をそこに求めてしまいます。

精神疾患においても、かつては症状をなくすことが治療目的とされていました。その視点を大きく変化させたのが、「ストレングスモデル」です。**その人がもつ強みや長所、今後の生活や人生の希望に焦点をあてたかかわりです。**

多くの身体疾患と同様、精神疾患も〝完全に治す〟ことは困難です。「この症状さえなければ」ではなく、症状とうまくつきあうスキルを身につけることが大事。**そのうえでストレングスをいかし、その人らしい人生が送れるようサポートをしていきます。**

》 **ときには「私たち」を主語にしてみよう**

精神科を受診する人の多くは、自己肯定感をもてずにいます。家庭や学校、職場でも怒られたり、からかわれたり。人に認められ、ほめられた体験が少ない傾向にあります。

対象者がもつストレングスに気づいたら、それを積極的に言葉にしてください。性格や努力はもちろん、**病状のささいな変化にも、ポジティブ・フィードバックを。**ほめ言葉がうまく使えない人は、自分を主語にする Ｉ メッセージをとり入れましょう。「顔色がよくて、私もうれしい」といった表現なら、年上の患者さんにも自然に言えるはずです。一緒に決めた対処法がうまくいったときは、「私たち、やりましたね！」の言葉でフィードバック。**私たちを主語にすることで、治療的関係も深まります。**

望む生活のために、「私たちのプラン」をつくる

看護師の役割は、対象者が歩むリカバリーの道のりに伴走していくことです。
ケア計画も看護師主導で決めるのではなく、ともに話し合って計画・実行していきます。

強み重視でアセスメントし、具体的なプランを作成

すべての対象者がもつ、リカバリーのための可能性や強みを信じてかかわっていく。

STEP I

医療的アセスメント

BPSモデルで理解しよう

STEP II

セルフケアアセスメント

オレム－アンダーウッドの分類による7つの項目（→P142）。リカバリーに向けて、できること、不足していることを見る。

Bio
生物学的
- ☑ 精神症状は？
- ☑ フィジカルは？
- ☑ 心身相関は？
- ☑ 薬などの影響は？

Psycho
心理学的
- ☑ 認知と行動は？
- ☑ 不安や防衛機制は？
- ☑ 悲嘆、喪失感、受容は？
- ☑ 発達段階は？

Social
社会学的
- ☑ 家族関係は？
- ☑ 生活や学校・職場環境は？
- ☑ 経済状況は？
- ☑ 社会資源は？

対象者を全人的に理解するためのモデル。
初回面接の段階からこのような視点をもち、困りごとや、置かれた状況を理解する。

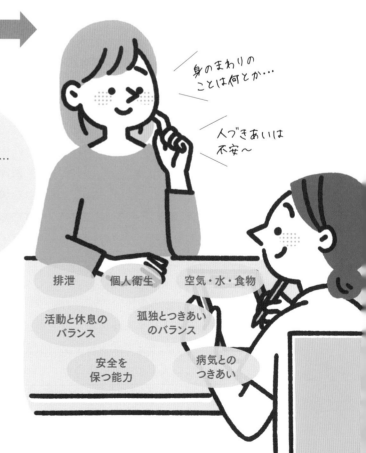

身のまわりのことは何とか…

人づきあいは不安～

- 排泄
- 個人衛生
- 空気・水・食物
- 活動と休息のバランス
- 孤独とつきあいのバランス
- 安全を保つ能力
- 病気とのつきあい

≫ナース主導のプランから、「私たちのプラン」へ

　以前の看護過程では、ナースがリカバリーのゴールを考え、ケア計画として実践するのが主流でした。でも本来は、疾患があってもなくても、自分の人生は自分で決めるもの。誰かに導かれるままに歩むものではありません。そこで**現在は、ナースと共同でケア計画を考え、実行していく「コプロダクション」が推奨されています。**

　症状とどうつきあっていくか。看護師は何をサポートするか。退院後はどこに住むか。今後の看護計画のすべてを、ともに決めていきます。

≫ナースは伴走役。相手の価値観を尊重しよう

　対象者は、リカバリーという旅の監督。看護師は対象者を信じ、伴走するのが役割です。

　対象者が望むこと、看護師が望むことが同じとはかぎりません。その前提で、対象者の価値観を理解するよう努めます。看護師の意見を伝えるときも、誘導的にならないよう注意しましょう。

　作成した計画は、同じ書面としてそれぞれにもち、リストの内容を実行していきます。次の面談時に、できたこと、できなかったことなどを話し合い、修正しながら進めていきます。

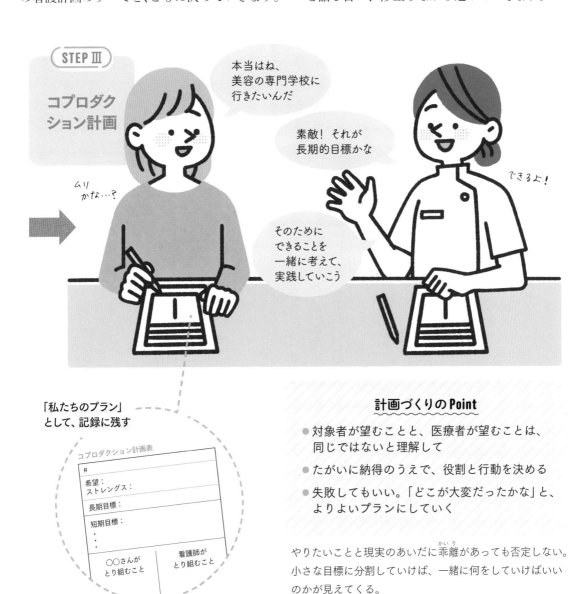

STEP Ⅲ

コプロダクション計画

本当はね、美容の専門学校に行きたいんだ

素敵！ それが長期的目標かな

ムリかな…？

そのためにできることを一緒に考えて、実践していこう

できるよ！

「私たちのプラン」として、記録に残す

コプロダクション計画表

#	
希望	
ストレングス：	
長期目標：	
短期目標：	
・	
・	
・	
○○さんがとり組むこと	看護師がとり組むこと

計画づくりのPoint

● 対象者が望むことと、医療者が望むことは、同じではないと理解して

● たがいに納得のうえで、役割と行動を決める

● 失敗してもいい。「どこが大変だったかな」と、よりよいプランにしていく

やりたいことと現実のあいだに乖離（かいり）があっても否定しない。小さな目標に分割していけば、一緒に何をしていけばいいのかが見えてくる。

共同意思決定が前提。
医療者の理想を押しつけない

治療方針は、対象者が望む生活を達成するためのもの。医学的な正しさを押しつけず、話し合いのなかで決める「SDM（シェアード・ディシジョン・メイキング）」が前提です。

対等なパートナーとして、治療方針を決めるプロセス

対等なパートナーとして、話し合いのなかで治療方針を決めていく。

SDM（Shared Decision Making）とは

少なくとも2人の人間（サービス提供者と利用者）が、情報を共有し、（支援の）選択肢や好み、サービス提供者の責任を議論し、ともに今後の行動（支援内容）について、両者が合意するための相互作用的なプロセス

（「Decision making in recovery-oriented mental health care.」Matthias MS et al.,
Psychiatric Rehabilitation Journal vol.35（4）：305-314, 2012より引用）

医療上の決定を最善のものとすべく、医療者と対象者が協働するプロセス。

SDMの位置づけ

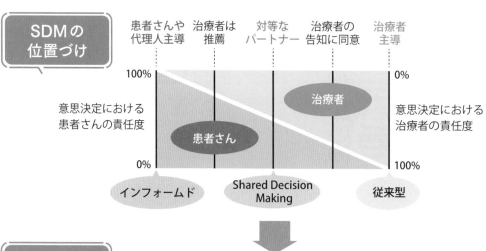

患者さんや代理人主導　治療者は推薦　対等なパートナー　治療者の告知に同意　治療者主導

意思決定における患者さんの責任度

意思決定における治療者の責任度

治療者

患者さん

インフォームド　Shared Decision Making　従来型

SDMの効果

服薬をはじめ、
治療継続率も高い

アメリカでも、SDMで薬物治療を決めるなどの治療パッケージ（NAVIGATE方式）で、服薬継続率や治療効果が高まるとわかった。

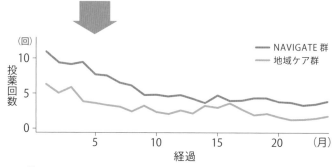

（回）
投薬回数
── NAVIGATE群
── 地域ケア群

経過　（月）

（「Psychopharmacological treatment in the RAISE-ETP study：Outcomes of a manual and computer decision support system based intervention.」Robinson DG et al., American Journal of Psychiatry vol.175（2）：169-179, 2018より引用）

》医師と患者の関係も、大きく変わった！

「治療のことは医師におまかせ」の時代から、十分な情報提供をもとに患者が決める「IC（インフォームド・コンセント）」の時代へ。革新的な変化ではありましたが、患者側の治療満足度は大きく上がりませんでした。「医学のことはわからないのに、自分で決めろと言われても」と感じる人も多くいました。

そこで、治療方針決定のよりよい方法として登場したのが「SDM」。医師か患者のどちらかだけに決定権を委ねず、対等な関係のもとで話し合って決めるプロセスです。

医師は、医学的に見て望ましい方法を話し、効果やリスクを説明します。一方の患者側は、自分の人生や生活、価値観をもとに希望を伝えます。このやりとりから、患者にとって最善の医療を提供するというものです。

精神科においても、対等な関係で話し合い、治療方針を決めるのが原則的な考えかたです。

》医師との対話のサポート役として、介入を

SDMはおもに医師−患者間のおこないですが、ナースにもできることがあります。医師の説明でわからないことがあれば、より簡単な言葉で説明を。医師に言えなかった思いがあるなら、その思いに耳を傾けましょう。

症状や障害のためにコミュニケーションスキルが低く、医師にうまく言えない対象者もいます。医師との面談時に上手に伝えられるよう、言いかたを一緒に考えたり、練習するのもいいでしょう。

服薬に関しても、医師が一方的に指示し、従わせる時代は終わりました。患者が主体的に治療に参加する「服薬アドヒアランス」が前提で、飲みたくないという意思も尊重しなくてはなりません。ここでもナースが果たす役割は大きく、服薬したくない理由に耳を傾け、どんな薬なら飲んでもいいかを一緒に考えるなどのサポートが求められます。

服薬についても、「飲ませなきゃ」と考えないで

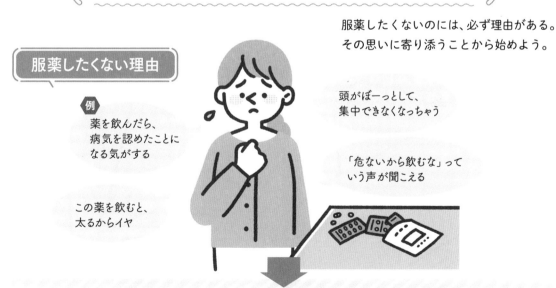

服薬したくないのには、必ず理由がある。その思いに寄り添うことから始めよう。

服薬したくない理由

例
- 薬を飲んだら、病気を認めたことになる気がする
- この薬を飲むと、太るからイヤ
- 頭がぼーっとして、集中できなくなっちゃう
- 「危ないから飲むな」っていう声が聞こえる

理由をよく理解したうえで、多様なアプローチを

例
| 「まだ悩んでいていいですよ」と、焦らず待つ | どんな薬なら飲んでもいいか、一緒に考える | 飲んでいたときの状況について話し合う | 今後やりたいことや目標を話し合う |

振り返りとともに、関係の発展的終結をめざす

治療&ケアの進めかた

治療的関係が進展し、症状とのつきあいかたが身についたら、いよいよ退院（卒業）です。
「私たち」を主語に、どんな道のりだったか、そこから何を得られたかを振り返りましょう。

《 問題解決スキルが身についたら、関係終結へ 》

対象者から見た、ポジティブな治療的関係の3段階。最後は発展的終結をめざす。

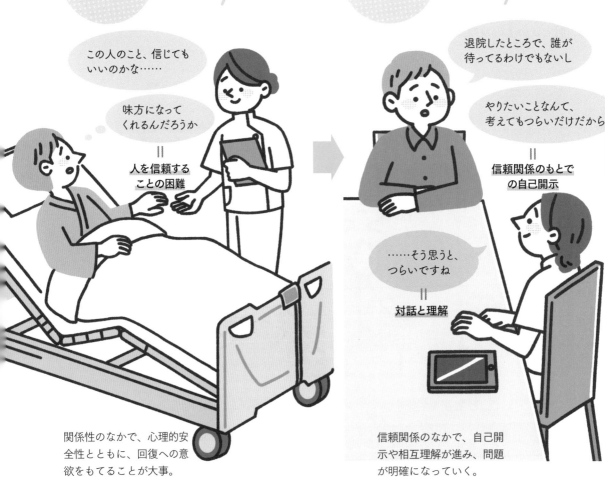

初期 支援の兆し

この人のこと、信じてもいいのかな……

味方になってくれるんだろうか

＝
人を信頼する
ことの困難

関係性のなかで、心理的安全性とともに、回復への意欲をもてることが大事。

中期 探索

退院したところで、誰が待ってるわけでもないし

やりたいことなんて、考えてもつらいだけだから

＝
信頼関係のもとでの自己開示

……そう思うと、つらいですね

＝
対話と理解

信頼関係のなかで、自己開示や相互理解が進み、問題が明確になっていく。

034 （「Nurse-client processes in mental health : Recipients' perspectives.」Coatsworth-Puspoky R, Forchuk C & Ward-Griffin C, Journal of Psychiatric and Mental Health Nursing vol.13（3）：347-355, 2006 より作成）

》ともに歩んだ道のりを、2人で振り返る

入院生活が長引くほど、精神状態が沈殿するもの。リカバリーへの希望や意欲も奪われます。長くても数か月～半年以内の退院が目標です。

症状がある程度残っていても退院は可能です。**大切なのは、服薬しながら上手につきあっていくこと。**どんな状況で症状が悪化するか。どう対処すれば悪化を防げるか。こうしたスキルが身についていれば、地域で生活していけます。

退院は、対象者とナースの治療的関係の終結を意味します。これまで歩んだ道のりを振り返り、ストレングスを確認して自信をつけるとともに、今後の目標を話し合います。

》失敗から立ち上がれる「レジリエンス」も大事

治療的関係は、今後の対人関係にも役立ちます。**2人の関係にどのような意味があったか、得られたことは何かも振り返ってみましょう。**「言葉にしないと伝わらないとわかった」などの気づきがあれば、今後にいかせます。

とはいえ、退院後の生活も平坦なものではありません。対人関係がうまくいかなかったり、復職した職場で叱責されるなど、傷つくことはこの先もあります。**大切なのは、挫折をしなやかに受け止め、再び立ち上がる力「レジリエンス」です。**困難が生じたときに、その状況をどう捉えるかも話し合っておけると理想的です。

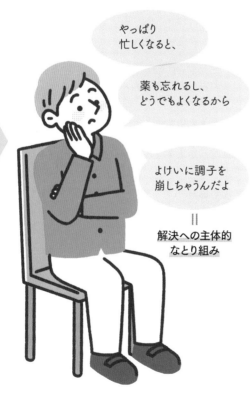

問題解決

やっぱり
忙しくなると、

薬も忘れるし、
どうでもよくなるから

よけいに調子を
崩しちゃうんだよ
＝
解決への主体的
なとり組み

あきらかになった問題について、主体的な姿勢で、解決策を考えてとり組む。

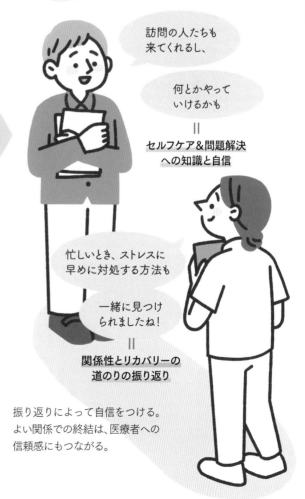

後期　　終結（卒業）

訪問の人たちも
来てくれるし、

何とかやって
いけるかも
＝
セルフケア&問題解決
への知識と自信

忙しいとき、ストレスに
早めに対処する方法も

一緒に見つけ
られましたね！
＝
関係性とリカバリーの
道のりの振り返り

振り返りによって自信をつける。よい関係での終結は、医療者への信頼感にもつながる。

人として深くかかわるぶん、
傷つきやストレスもある

ナースの仕事は感情労働の代表ともいわれ、ストレスがつきもの。とくに精神科ナースは、対象者と人間的に深くかかわるため、傷つくことも当然あります。その対処法も覚えておきましょう。

精神科ナースの悩み、先輩はこう考える‼

誰もが一度は経験する悩みについて、先輩たちのアドバイスを聞いてみよう。

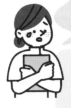

拒絶

担当の対象者に話しかけたら、「今日は来ないで」と拒絶されました

自身で判断し、それを言えたのは、対象者の進歩といえるのでは？

あなた自身への拒絶ではなく、問題はその日のコンディション。自分で把握し、伝えられたのは大きな進歩です。それを喜び、「伝えてくれてありがとう」と応じましょう。

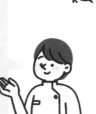

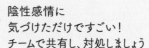

陰性感情

対象者の言動を「疾病利得だ」「共感できない」と感じてしまい……
私ってイヤな人間？

陰性感情に気づけただけですごい！チームで共有し、対処しましょう

どんな人にも共感できて当たり前、とは考えないで。陰性感情に気づけているなら十分です。チームで話し、ほかの人がどう感じているかも聞いて、対策を考えましょう。

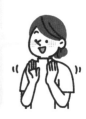

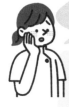

関係構築

思いを聞きに行っても話してもらえず、自分は向いてないかなと思うことも……

聞きたいタイミングで行くより、何となくそばにいる時間を増やしてみて

こちらが話を聞きたいタイミングが、相手の話したいタイミングとはかぎりません。近くで過ごす時間を増やせば安心感も生まれ、ポツポツと話してくれるかもしれません。

自己開示

プライベートをいろいろ聞かれて、困っています

全員に対して、話せる範囲を決めておきましょう

世間話の場合もあれば、個人的関心からの質問のことも。いずれの場合も、個人情報をどこまで話すかの限界設定が大事。〇〇市在住はOK、△△区在住は言わないなどです。

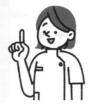

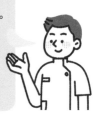

≫１人で抱えないことが、精神科看護の原則

　精神科に入院する人は、気分が大きく変動したり、攻撃的な発言をしたりすることもあります。それが自分に向かえば、つらくなるのは当然です。このような言動は症状のせいであり、対象者の人間性の問題ではありません。**人と症状を切り離して考える「外在化」の視点は、つねにもっておいてください。**

　また、看護はチームでおこなうのが原則です。つらさを１人で抱えず、皆で共有しましょう。

≫ナースも完璧じゃない。そのことを忘れずに！

　ときには対象者に腹がたったり、苦手意識を抱くこともあります。「どんな対象者にも笑顔で接しないといけないのに」なんて、自分を責めないで。ナースも人間です。腹をたてたり、相手をきらいになってもいいんです。

　大切なのは、自分がもつ陰性感情に気づけることです。人間対人間の関係ですから、相性もあります。チームで共有し、誰かに代わってもらってうまくいくなら、それが最善です。

自死・自殺企図

担当の対象者が自殺。家に帰っても、そのことばかり考えてしまいます

そのつらさ、よくわかります。１人で抱えずチームで話し合うことが大事

　つらいことですが、精神科では避けられない悩みです。あなたのせいではありません。疾患や症状により、衝動を抑えられないこともあるんです。デスカンファレンスなどで、あなたの思い、皆の思いを話しながら、心の傷がいえるのを待ちましょう。

暴力

暴力を振るわれそうになって以来、その人が怖くて近づけません

怖いと思うのは当然の感情。担当代えも含め、チームで対処を

　恐怖心は当然ですし、無理に近づくことはありません。２人以上での訪室、担当代えなどの策をチームで話し合いましょう。
　暴力を振るわれたときは警察への通報が原則。社会的に許容されない行為と、本人にも理解してもらわなくてはいけません。

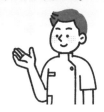

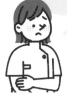

恋愛感情

対象者に「つきあって」と言われ、どう断ればいいか悩んでいます

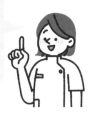

親身に寄り添ってくれる人を好きになることもあります。普通に断って大丈夫

　「状態が悪化したらどうしよう」「私の言動が勘違いを生んだのでは」と思っているなら、考えすぎ。「パートナーがいる」「あなたに恋愛感情はない」など、普通に伝えてかまいません。

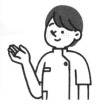

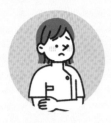

家に帰ってからも、
対象者のことが頭から離れません

人と人との関係だから、その思いは大事！
でも、1人で抱えないようにしましょう

「私の言葉が対象者を傷つけたんじゃないか」「私のせいで悪化したらどうしよう」
——精神科で働き始めた時期はとくに、こんな思いが心に浮かぶことがあります。帰宅してベッドに入ってからも、つい思い悩んで眠れなくなってしまうかもしれません。

　でも多くの場合は、考えすぎです。人には認知のバイアスがあり、つい自分に関連づけて考える「個人化」もその1つです。病室で過ごす対象者にも、生活があり、毎日何かしらのできごとを体験しています。症状が悪化したとき、悪化を不安に思うときは、そのような要因も含めて包括的にアセスメントしましょう。

　チームの皆に相談することも大事です。看護は1人でおこなうものではなく、チームで担うもの。「昨日、○○さんにこのようなことを言ったんですが、傷つけていないか心配です」などと相談し、客観的な意見をもらってください。自分のかかわりかたとはまったく別の要因が見えてくることもあります。もしも望ましくない言葉をかけてしまっていたなら、フィードバックをもらい、次回から見直していきましょう。大事なのは失敗から学ぶことです。新人から見ると、"コミュニケーションの神"のような先輩だって、新人時代はたくさんの失敗をしています。挑戦しなければ失敗もなく、学びもない。これは対象者が歩むリカバリーの道のりと同じです。

　問題なのは、対象者を傷つけることを恐れて、心理的距離をとりすぎることのほうです。心のつらさにかかわることを聞き、治療やケアに結びつけるのは、精神科ナースの重要な仕事です。信頼関係ができたら、過去の傷つき体験や家族関係なども、一歩踏み込んで質問していきます。「それは○○さんにとってどんな体験だったんでしょうか」と、本人のナラティブに沿って尋ねていくと、関係強化にもつながります。

　このような体験を共有し、寄り添うことで、自分の心がしんどくなることもあります。人と人との関係ですから、ある意味当然のこと。自分なりの切り替えかた、リフレッシュ法を見つけながら、うまくつきあえるようにしていきましょう。認知行動療法に自分でとり組むのも有効です。自分にはどんな認知の偏りがあるか、どうすれば適応的な認知にできるかがわかり、セルフコントロールに役立ちます。ワーク実施時につまずきやすいポイントなどがわかり、対象者への実施にもいきてきます。

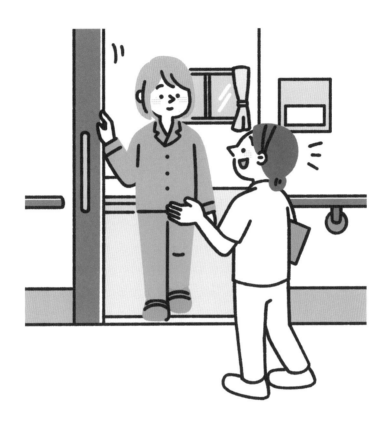

疾患ごとに、治療的コミュニケーションも変わる!!

代表的疾患の見かた&
かかわりかたを身につける

とくに頻度が高いのは、統合失調症にうつ病、双極性障害。
近年は、摂食障害や発達障害も増加傾向にあります。
複数の疾患・障害が併存していることも多く、それぞれの治療法とケア、
コミュニケーションのとりかたを身につけておく必要があります。

I 統合失調症

陽性症状、陰性症状、認知機能障害の3つが特徴

統合失調症は、精神科病棟で出合う代表的疾患。幻覚・妄想などのはげしい症状を抱えて入院することがほとんどですが、薬で症状が落ち着けば、コミュニケーションもとりやすくなります。

》100人に1人が発症。病棟でもっとも多い

統合失調症の生涯有病率は100人に1人といわれ、これは世界的に共通の値。遺伝的要因に、強いストレスなどが加わることで発症します。

症状は3種に大別されます。精神機能が過剰に働く「陽性症状」、精神機能が低下する「陰性症状」、そして「認知機能障害」です。

陽性症状では幻覚、妄想のほか、自我障害も特徴の1つ。自分と他人の境界が弱まる状態で、他者の意思で行動させられていると感じる「被影響体験」などが認められます。陰性症状には意欲・思考の低下などがあり、陽性症状のときとは違い、活動量も会話量も著しく減ります。

》軽症例や、統合失調感情障害も増えている

精神科の代表的疾患である一方で、近年は様相が変わってきています。思考や行動にひどくまとまりがない重度の対象者、はげしい幻覚・妄想、自我障害などに悩まされる典型例が減ってきているのです。**軽症の統合失調症で短期間入院し、学校や職場に戻っていく人も少なくありません。**生涯有病率も、2013年のDSM-5では0.3〜0.7%に低減しています。

一方でめだつようになったのが、統合失調感情障害のような非典型的なタイプです。**また発達障害が背景にあるケースも多く、違和感を覚えるときは、検査を受けてもらいます。**

一連の精神病性障害として、タイプ分類されている

統合失調症と同様の症状を認めるものも、スペクトラムとして扱われる。

典型的なタイプ

統合失調症

妄想や幻覚、まとまりのない言動などがいつもある

妄想や幻覚、思考障害、被影響体験（外部に何かさせられる体験）などが1か月以上続く。認知機能障害も特徴。

統合失調型障害

軽症だが、対人関係などでつまずく

統合失調症の診断基準には満たないが、言動や知覚が独特で、社会生活の障害に。

妄想性障害

いつも同じような妄想に悩まされる

特定の妄想が進展し、3か月以上続く。その一方で、妄想以外の統合失調症の症状はない。

短期精神症性障害

症状が1か月未満で、後に残らない

妄想、幻覚、思考障害などが前ぶれなく急に発症。回復後は、病前の機能水準に戻る。

統合失調感情障害

うつ症状などをあわせもつ

うつなどの気分障害と同時期に、統合失調症の症状が続き、1か月以上持続する。

3大症状が現れ、社会生活が阻害されていく

いずれの症状も、学校生活や仕事、対人関係の妨げとなってしまう。

Ⅰ 陽性症状

幻覚
幻聴がとくに多く、「声が聞こえる」と訴える。

妄想
命をねらわれているなどの被害妄想が典型的。

自我障害
自分が自分であるという感覚が弱まる。

行動の異常
急に大声で叫ぶ、同じ動作をくり返すなど。

思考の障害
考えがまとまらず、次々に脱線していくなど。

Ⅱ 陰性症状

意欲の低下
無気力になり、何もせず閉じこもりがちに。

思考の低下
陽性症状とは逆に、考えることが少なくなる。

感情の平板化
感情が動きにくく、表情にも変化がなくなる。

会話の貧困
会話量が減り、口を開いてもぎこちなくなる。

社会性の喪失
身だしなみへの注意など、社会性が低下する。

Ⅲ 認知機能障害

集中力・記憶力低下
何事にも集中してとり組めず、記憶力も低下。

注意散漫
対象への注意を維持できず、すぐ気が散る。

問題解決能力低下
問題を論理的に考え、解決するのが困難に。

作業スピード低下
簡単な日常生活動作などもゆっくりになる。

抽象的思考の障害
概念的にものごとを捉え、考えることが困難。

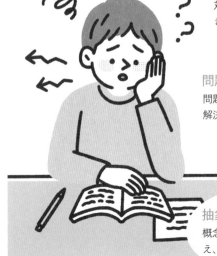

経過&予後

症状の強い急性期を経て、徐々に安定していく

陽性症状や陰性症状が強く出ている状態も、長くは続きません。薬を飲んで1、2週間ほど経つと、症状は徐々に落ち着き、やがては症状とうまくつきあえるようになってきます。

治療によって症状が落ち着き、社会機能も回復していく

経過と予後を長期的に見た図。発症から2～5年以内の治療が大事。

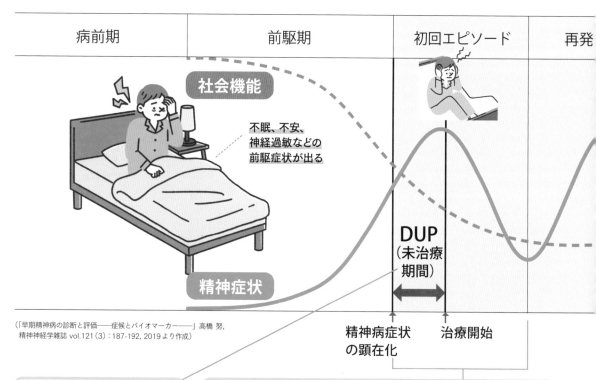

| 病前期 | 前駆期 | 初回エピソード | 再発 |

社会機能

不眠、不安、神経過敏などの前駆症状が出る

精神症状

DUP（未治療期間）

精神病症状の顕在化　治療開始

（「早期精神病の診断と評価──症候とバイオマーカー──」高橋 努,
精神神経学雑誌 vol.121（3）：187-192, 2019より作成）

DUPが短い人、初発で受診した人ほど、予後がいい

発症から治療開始までの期間（DUP）が短いほど予後がいい。また、再発をくり返してきた人よりも初発の人のほうが回復しやすく、精神機能、認知機能も保たれやすい。

入院で出会うのは、多くが急性期

前駆期の後に続く3つの段階。最初は陽性症状が強いが、薬の効果発現とともに回復期に入り、多くの時間を寝て過ごすように。消耗した心身の回復のために必要な時期と伝え、対象者を安心させよう。

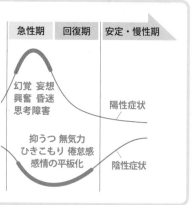

| 急性期 | 回復期 | 安定・慢性期 |

幻覚 妄想
興奮 昏迷
思考障害

陽性症状

抑うつ 無気力
ひきこもり 倦怠感
感情の平板化

陰性症状

≫ 早期の来院であるほど、効果は出やすい

統合失調症は4つの段階で推移します（下図参照）。最初は「前駆期」で、不眠や不安、聴覚過敏などの症状が出ます。続いて、はげしい陽性症状や陰性症状が出る「急性期」へ。**急性期早期に来院するほど、治療効果は高く、予後もよくなるとわかっています。**

薬の服用で症状が落ち着くと、「回復期」に入ります。消耗した心身を休める時期です。最後の「安定・慢性期」では、症状を上手にコントロールできるようになってきます。

≫ 2つのリカバリーが、治療とケアの目標

安定・慢性期に入ったら、リカバリーに向けた準備を始めます。リカバリーには、医学的に見て症状が改善する**「クリニカル・リカバリー」**と、自分らしい人生をとり戻す**「パーソナル・リカバリー」**があり、後者の支援がとりわけ重要です。

長期経過を調べた研究では、20年後に20%が完全寛解し、35%は比較的良好に社会適応しています（Bleuler M, 1974）。ただし再発をくり返すほど、予後が悪い傾向があります。

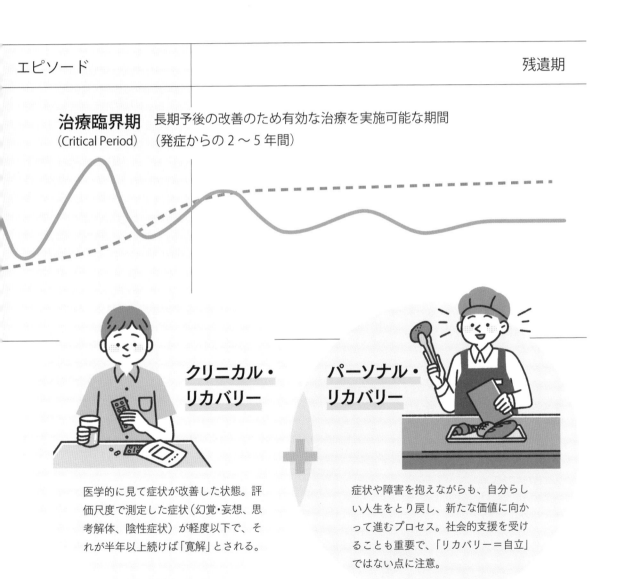

| エピソード | 残遺期 |

治療臨界期 長期予後の改善のため有効な治療を実施可能な期間
(Critical Period) （発症からの2～5年間）

クリニカル・リカバリー

医学的に見て症状が改善した状態。評価尺度で測定した症状（幻覚・妄想、思考解体、陰性症状）が軽度以下で、それが半年以上続けば「寛解」とされる。

パーソナル・リカバリー

症状や障害を抱えながらも、自分らしい人生をとり戻し、新たな価値に向かって進むプロセス。社会的支援を受けることも重要で、「リカバリー＝自立」ではない点に注意。

治療&ケア

服薬と心理・社会的ケア、どちらも大事

治療の基本は、薬と心理・社会的支援の2本柱。薬の効果が出て、陽性症状、陰性症状が落ち着いてきたら、SSTなどの心理・社会的支援でリカバリーの準備を始めます。

薬物治療と休息を経て、心理・社会的アプローチへ

薬と休息で症状が落ち着いたら、リカバリーのための準備を始めよう。

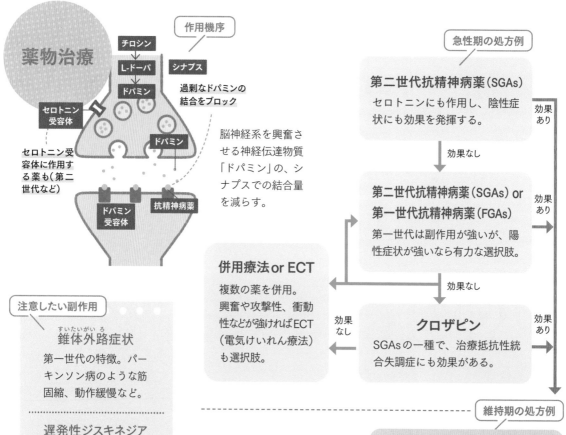

薬物治療

作用機序

チロシン → L-ドーパ → ドパミン

シナプス

過剰なドパミンの結合をブロック

セロトニン受容体

セロトニン受容体に作用する薬も（第二世代など）

ドパミン

ドパミン受容体　抗精神病薬

脳神経系を興奮させる神経伝達物質「ドパミン」の、シナプスでの結合量を減らす。

急性期の処方例

第二世代抗精神病薬（SGAs）
セロトニンにも作用し、陰性症状にも効果を発揮する。

効果あり →

効果なし ↓

第二世代抗精神病薬（SGAs）or 第一世代抗精神病薬（FGAs）
第一世代は副作用が強いが、陽性症状が強いなら有力な選択肢。

効果あり →

効果なし ↓

併用療法 or ECT
複数の薬を併用。興奮や攻撃性、衝動性などが強ければECT（電気けいれん療法）も選択肢。

効果なし ←

クロザピン
SGAsの一種で、治療抵抗性統合失調症にも効果がある。

効果あり →

注意したい副作用

錐体外路症状
（すいたいがいろ）
第一世代の特徴。パーキンソン病のような筋固縮、動作緩慢など。

遅発性ジスキネジア
第一世代の特徴。2～3か月以上後に発現。意思と無関係に体が動く。

高血糖
第二世代の特徴。血糖値上昇のほか、体重増加も認められている。

対象者が何を気にするかも把握して！

副作用が軽度ですむ第二世代から始め、効果不十分なら変薬、併用を試みるのが一般的。LAIは社会復帰の助けにもなる。

維持期の処方例

急性期で効果のあった薬剤を継続

↓ 生活にあった剤形選択

LAI（持続性抗精神病薬注射剤）
効果が数週間持続する筋肉注射。服薬忘れによる悪化を防げる。

（「統合失調症」上里彰仁・吉田浩美・高橋弘充, 薬局 vol.73（4）：823-835, 2022より作成）

》過剰なドパミンによる興奮を、まず鎮める

統合失調症の発症機序は正確にはわかっていませんが、いまのところ有力なのが「ドパミン仮説」です。神経伝達物質のドパミンが過剰に伝達され、興奮状態をもたらすというものです。そのため薬物治療でも、ドパミンの過剰な働きを抑える「抗精神病薬」を使います。**幻覚・妄想などの陽性症状を鎮めるほか、第二世代の新しい薬剤は、陰性症状にも効果を発揮します。**

》SSTなどで、生きる力を高めていく

急性期を過ぎた後も薬物治療を確実に続け、症状をコントロールしていくことが大切。そのうえで、社会生活や再発予防に役立つ心理・社会的アプローチをおこないます。

代表的なのがSSTで、日常生活に必要な技能に加え、対人関係スキルも養えます。作業療法も古くからおこなわれているアプローチで、生活機能を高められます。退院後もデイケアなどで続けていくのが理想的です。

心理・社会的アプローチ

心理教育

病気とのつきあいかたを学んでもらう

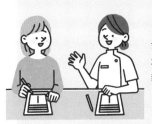

疾患の理解を深めてもらい、薬物治療や地域社会資源、栄養指導など、地域での生活に必要な情報を提供。同居する家族がいれば、家族にもおこなうようにする。

SST（社会生活スキルトレーニング）

ロールプレイなどで、社会的スキルを高める

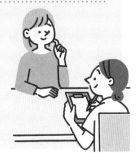

社会生活に必要なスキルを、構造化された手順で身につけていく（→ P96〜）。対人関係のトレーニングではロールプレイの役割が大きく、思いを上手に伝える練習になる。

作業療法

レクだけでなく、生活に直結するものも大事

例
手工芸
絵画　　スポーツ
グループでのレクリエーション
簡単な調理　　など

作業療法士の指導のもと、指先の巧緻性運動を高める活動をしたり、レクリエーションをおこなう。1人1人の困りごとにあわせて、家事などのトレーニングもできる。

認知機能リハビリテーション／心理療法

認知機能が高まると、SSTなども進めやすい

認知機能障害は、残遺症状としても問題となりやすい。近年は、カードやコンピュータを使って、記憶機能、実行機能、注意機能を高めるプログラムも開発されている。

再発予防の心理療法には、認知行動療法（→ P104〜）や、統合失調症で見られる認知の偏りを修正する「メタ認知トレーニング」などがある。

個別と集団、両方でおこなうと効果的！

日本での多施設比較試験。個別と集団両方で実施したほうがベースラインからの変化率が高かった。

	個人作業療法のみ		個人＋集団	
言語記憶	− 2.442	→ − 2.053	− 2.189	→ − 1.380
作業記憶	− 1.700	→ − 1.374	− 1.860	→ − 1.056
運動速度	− 3.357	→ − 2.854	− 3.431	→ − 2.701
言語の流暢さ	− 1.209	→ − 1.195	− 1.326	→ − 0.932
注意機能	− 2.549	→ − 2.216	− 2.672	→ − 1.881
実行機能	− 2.524	→ − 1.508	− 2.329	→ − 1.098
複合スコア	− 2.291	→ − 1.873	− 2.306	→ − 1.507

（「A multicenter, randomized controlled trial of individualized occupational therapy for patients with schizophrenia in Japan.」 Shimada T et al., PLoS ONE vol.13（4）：e0193869, 2018 より引用）

コミュニケーション

幻覚・妄想の内容よりも、そのつらさに共感を寄せて

幻覚・妄想が強い時期であっても、傍らで過ごし、対象者に寄り添うことは可能です。
思いを傾聴し、理解できる部分に対して心からの共感を寄せ、信頼関係を深めていきます。

》症状であっても、対象者にとっては事実

統合失調症の対象者とかかわるときにむずかしいのが、急性期の陽性症状です。対象者はリアルな幻覚・妄想に苦しめられています。それぞれ知覚障害、思考障害の一種ですが、対象者にとっては、ありありと感じられる体験。「そんな人物はいません」「幻聴の症状ではないですか」などの否定は避け、ありのままに理解し、寄り添うようにしてください。そのうえで、味方であり、信頼できる人間であると感じてもらうことが、コミュニケーションの第一歩です。

一方で、すべてに共感を示す必要はありません。体験は1人1人違うものですし、理解できる部分、理解できない部分があるのは当然のことです。理解できる部分に焦点をあて、共感を示しましょう。「いつもそんな声が聞こえていたら、それだけで苦しいですよね」といった心からの共感を寄せ、信頼関係を築いていきます。

思考内容の障害には、4つのパターンがある

たとえば妄想の場合。このような医学的分類を知ったうえで、体験をありのままに理解して。

被害妄想群
いやがらせを受けているという「被害妄想」、ものを盗まれたと思い込む「物盗られ妄想」など。

微小妄想群
お金がなく何もできないと信じ込む「貧困妄想」、病気と思い込む「心気妄想」などがある。

誇大妄想群
自分を偉大な人物と信じる「誇大妄想」、有名人と恋愛関係にあると思い込む「恋愛妄想」など。

被影響妄想群
誰かに操られているという体験や、電波やテレパシーが物理的に侵入しているという体験など。

つらい体験を共有し、苦しみに十分寄り添う

薬が効いてくるまでの期間は、本人にとってもつらい。
幻覚・妄想の内容ではなく、そのつらさに寄り添って。

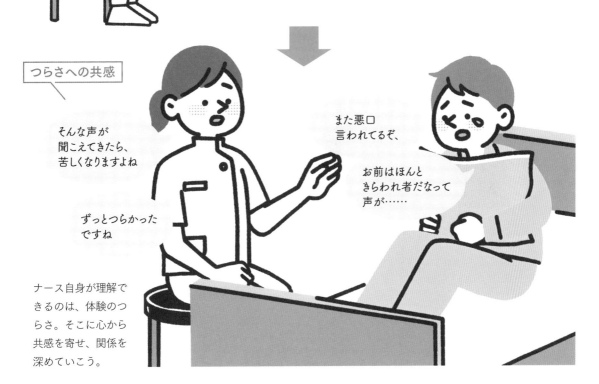

✕ 幻覚の否定

それは症状だから、
心配しないでいいですよ

✕ 内容の深追い

どんな声で、
どんなことを言ってくるのか、
くわしく聞かせて
もらえませんか

否定は信頼関係を損なう。一方
で内容を聞きすぎると、話が止
まらず、治療的コミュニケーショ
ンになりにくい。

つらさへの共感

そんな声が
聞こえてきたら、
苦しくなりますよね

ずっとつらかった
ですね

また悪口
言われてるぞ、

お前はほんと
きらわれ者だなって
声が……

ナース自身が理解で
きるのは、体験のつ
らさ。そこに心から
共感を寄せ、関係を
深めていこう。

≫ 幻覚をなくすより、つきあいかたを身につける

　十分な休息をとり、服薬を続けていれば、は
げしい症状も徐々に落ち着いてきます。

　その後は消耗期に入り、陰性症状が前景化し
ます。この時期は抑うつ症状が出やすく、「こ
んな病気になって、自分の人生はおしまいだ」
「もう二度と会社には戻れない」などと強く落
ち込むことも。**自尊心を少しずつ回復できるよう、
強みに目を向けたかかわりを大切にしてくださ
い。**「これだけつらい体験を乗り越えてきた」
という事実も、対象者がもつ大きな強みです。

　回復期以降は、セルフケア支援が重要。**どん
な状況で症状が出やすいか、コーピングとして
使える方法は何か、一緒に考えていきましょう。**

病棟では重症例が多い。身体症状にも目を向けて

うつ病は気分障害の一種で、その多くは大うつ病性障害。ほとんど1日中、毎日のように抑うつ気分が続きます。自殺リスクの高さも、看護における重要な問題です。

抑うつ気分、倦怠感などが続き、日常生活が送れない

精神症状ではなく、身体症状から医療機関につながることもある。

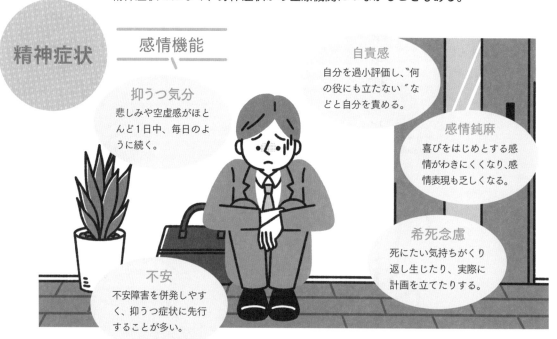

精神症状

感情機能

抑うつ気分
悲しみや空虚感がほとんど1日中、毎日のように続く。

自責感
自分を過小評価し、〝何の役にも立たない〟などと自分を責める。

感情鈍麻
喜びをはじめとする感情がわきにくくなり、感情表現も乏しくなる。

希死念慮
死にたい気持ちがくり返し生じたり、実際に計画を立てたりする。

不安
不安障害を併発しやすく、抑うつ症状に先行することが多い。

認知機能

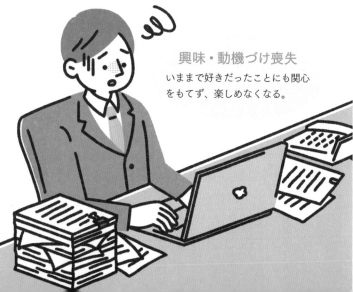

思考制止
考えが浮かばない、進まない、まとまらないなど。決断力も落ちる。

興味・動機づけ喪失
いままで好きだったことにも関心をもてず、楽しめなくなる。

集中力・注意機能低下
対象に注意を向け続けたり、集中して作業したりするのが困難に。

》セルフケア困難や自殺企図から、入院へ

　精神科病棟でかかわるうつ病の人は、多くが**重症例**です。抑うつ気分が続くだけでなく、セルフケア障害で生活に支障をきたしたり、栄養障害に陥っている対象者も少なくありません。**希死念慮、自殺企図のために入院適応になることもよくあります。** 中等度以上では幻覚、妄想、昏迷、過度の緊張感、恐怖感などの精神病症状が現れることも。これらが複数見られるときも、入院が必要な危機的状況といえます。

》休息と安全のためのサポートが最優先

　入院の第一の目的は、安全確保。自殺リスクをアセスメントし（→ P50）、実行を防ぐための環境整備と見守りを続けます。

　第二の目的は環境調整です。 心配事から離れられない人、眠れない人には、心配事から離れてゆっくり休める環境が必要。休養が最大の治療と伝え、安心して休んでもらいましょう。セルフケア障害があれば、身のまわりのケアを支援し、生理的欲求を満たします。

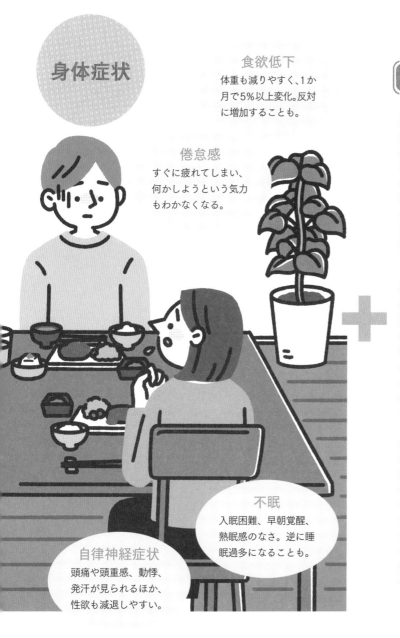

身体症状

食欲低下
体重も減りやすく、1か月で5％以上変化。反対に増加することも。

倦怠感
すぐに疲れてしまい、何かしようという気力もわかなくなる。

不眠
入眠困難、早朝覚醒、熟眠感のなさ。逆に睡眠過多になることも。

自律神経症状
頭痛や頭重感、動悸、発汗が見られるほか、性欲も減退しやすい。

中等症～重症の特徴

コミュニケーションの困難さ

認知機能低下や
精神病症状が妨げに

認知機能の一時的低下や、幻覚、妄想、昏迷などの精神病症状で、コミュニケーションがとりにくくなることがある。

自殺リスクの高さ

過去の自殺企図歴も
確かめておく

自殺企図歴があれば、再び自殺を図るリスクが高い。精神症状が多少落ち着き、少し動けるようになった時期がとくに危険。

セルフケアの障害

清潔ケアなどの
セルフケアもむずかしい

食事、排泄、清潔、睡眠などのセルフケアが困難に。生理的欲求が満たされないレベルに達し、脱水などを起こすことも。

自殺企図は10〜20％。
退院後の再発も少なくない

うつ病は再発、再燃をくり返しやすい慢性疾患。とくに入院を要する重度の人では、回復にも時間がかかります。やがてよくなる可能性が高いことを伝え、ゆっくり見守っていきます。

薬の効果が出てきたら、徐々に動けるようになる

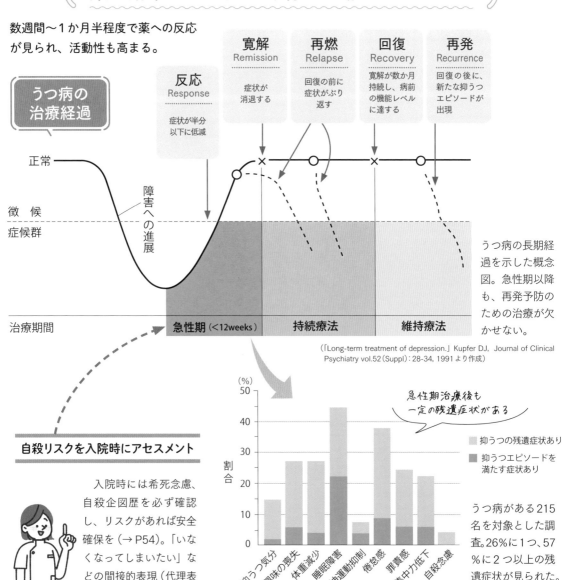

数週間〜1か月半程度で薬への反応が見られ、活動性も高まる。

うつ病の治療経過

反応 Response
症状が半分以下に低減

寛解 Remission
症状が消退する

再燃 Relapse
回復の前に症状がぶり返す

回復 Recovery
寛解が数か月持続し、病前の機能レベルに達する

再発 Recurrence
回復の後に、新たな抑うつエピソードが出現

正常

障害への進展

徴候
症候群

治療期間　　急性期（＜12weeks）　　持続療法　　維持療法

うつ病の長期経過を示した概念図。急性期以降も、再発予防のための治療が欠かせない。

（「Long-term treatment of depression.」Kupfer DJ, Journal of Clinical Psychiatry vol.52（Suppl）：28-34, 1991 より作成）

自殺リスクを入院時にアセスメント

入院時には希死念慮、自殺企図歴を必ず確認し、リスクがあれば安全確保を（→ P54）。「いなくなってしまいたい」などの間接的表現（代理表現）も希死念慮と考えて。

急性期治療後も一定の残遺症状がある

（%）

割合

抑うつ気分
興味の喪失
体重減少
睡眠障害
精神運動抑制
倦怠感
罪責感
集中力低下
自殺念慮

抑うつの残遺症状あり
抑うつエピソードを満たす症状あり

うつ病がある215名を対象とした調査。26％に1つ、57％に2つ以上の残遺症状が見られた。

（「Residual symptoms in depressed patients who respond acutely to fluoxetine.」Nierenberg AA et al., Journal of Clinical Psychiatry vol.60（4）：221-225, 1999／「うつ病の長期予後」辻井農亜・柳雅也・白川 治, 臨床精神医学 vol.43（10）：1421-1426, 2014 より引用）

≫ 焦らず見守ることが、ナースの最初の仕事

うつ病の治療と経過は、「急性期」「継続期」「維持期」の3段階で考えます。

急性期は一般に、治療開始から3か月未満と想定されています。この間に薬の効果が現れ、寛解に至ります。そこから6～12か月間の継続期へ。再燃を防ぐことを目的に治療を続けていきます。その後は維持期と捉え、再発予防を目的に治療を続けます。

長い経過をたどる慢性疾患で、薬を飲み始めてもすぐには動けません。入院当初はコミュニケーションも十分とれない状態ですが、焦らず見守り、十分に休める環境を整えてください。

≫ 再燃せずに回復できれば、予後もいい

うつ病の35～60％は、治療により寛解するといわれています。しかし追跡調査によると、そのうち70～85％は1回以上の再発を経験し、10～17％は慢性の経過をたどっています（Steinert C et al., 2014）。

再燃をくり返すほど、再発しやすく、予後も悪化します。とくに急性期治療後に残遺症状がある人では、再燃・再発の可能性大。寛解後も服薬を続ける意味を理解してもらいましょう。

また、経過とともに躁病相が現れ、双極性障害（→ P56）の診断に至ることも。双極性障害を疑うサインも本人に伝えておくようにします。

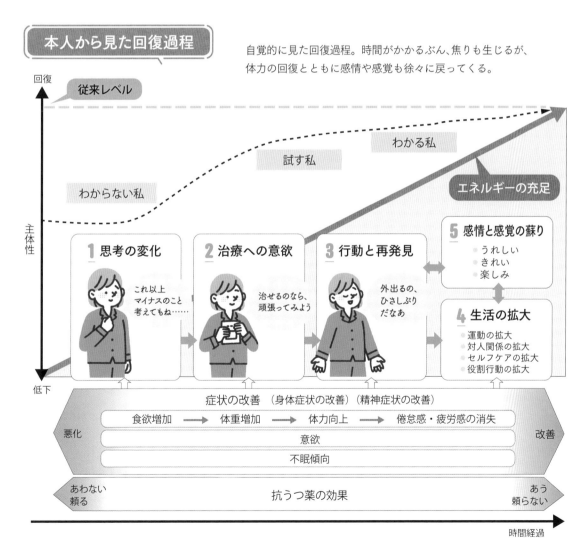

本人から見た回復過程

自覚的に見た回復過程。時間がかかるぶん、焦りも生じるが、体力の回復とともに感情や感覚も徐々に戻ってくる。

Ⅱ うつ病

認知と行動を変えて、再燃・再発を防ぐ

休養と同じくらい大切なのが、抗うつ薬での治療。薬に反応して症状が落ち着いてきたら、
認知行動療法にとり組んでもらいます。セルフケアにも再発予防にも役立つ心理療法です。

《 薬と認知行動療法の併用で、治療効果が高まる 》

薬物治療

比較的新しいタイプの抗うつ薬3種。
従来型の薬より副作用も少ない。

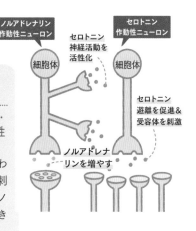

| ノルアドレナリン作動性ニューロン 細胞体 | セロトニン神経活動を活性化 | セロトニン作動性ニューロン 細胞体 |
| セロトニン遊離を促進&受容体を刺激 |
| ノルアドレナリンを増やす |

SSRI

選択的セロトニン
再取り込み阻害薬

シナプスから放出されたセロトニンの再取り込みを抑制。脳内のセロトニン濃度を上昇させ、うつ症状を改善。

SNRI

セロトニン・ノルアドレナリン
再取り込み阻害薬

SSRIの作用に加え、神経伝達物質のノルアドレナリンの再取り込みも抑制。意欲低下の改善も期待できる。

NaSSA

ノルアドレナリン作動性・
特異的セロトニン作動性
抗うつ薬

抗うつ作用にかかわる受容体を選択的に刺激し、セロトニンとノルアドレナリンの働きをよくする（右図）。

ECT （電気けいれん療法）

脳に電気刺激を与える治療法。重症例、難治例、自殺企図などで緊急性が高い場合にはとくに勧められる。

2次治療として適応になる場合

● 薬物の選択、用量、投与期間、アドヒアランスの問題を考慮した上で、薬物療法に対する抵抗性が認められる場合

● 薬物療法に対する忍容性が低いか副作用が認められ、ECTのほうが副作用が少ないと考えられる場合 など

1次治療として適応になる場合

● 迅速で確実な臨床症状の改善が必要な場合
（自殺の危険、拒食・低栄養・脱水などによる身体衰弱、昏迷・錯乱・興奮・焦燥をともなう重度精神病など）

● ほかの治療法の危険性がECTの危険性よりも高いと判断される場合
（高齢者、妊娠、身体合併症など）

● 以前の1回以上のエピソードで、薬物療法の反応不良であったか、ECTの反応が良好であった場合

● 患者本人の希望

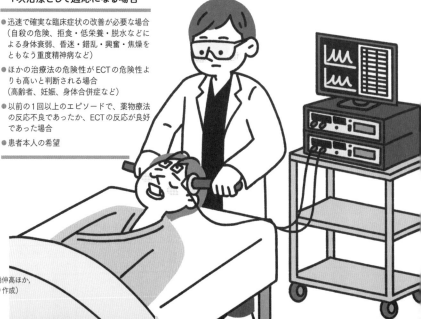

》セロトニンを増やし、心身を十分休める

うつ病は、ストレスへの脆弱性（ぜいじゃくせい）が高い人、遺伝的要因がある人に強いストレスが加わることで発症します。神経科学的に見ると、セロトニンやノルアドレナリンなどの神経伝達物質の働きが低下していることもわかっています。

そのため治療では、**神経伝達物質の働きをよくする抗うつ薬を使います**。効果発現には数週間程度かかりますが、その間に十分な休養をとり、疲弊した心身を休ませます。

》再発予防にも、認知行動療法が有効

薬物治療だけでは、再燃・再発のリスクが一定程度残ります。そこで推奨されているのが認知行動療法です。心をつらくするものごとの捉えかた（認知）を変え、同時に活動量も増やすことで、症状が改善。**薬との併用で、高い再燃・再発予防効果も期待できます**。健康保険の適用があり、『うつ病の認知療法・認知行動療法 治療者用マニュアル』（厚生労働省）の手順に沿って、計12〜16回おこなうのが基本です。

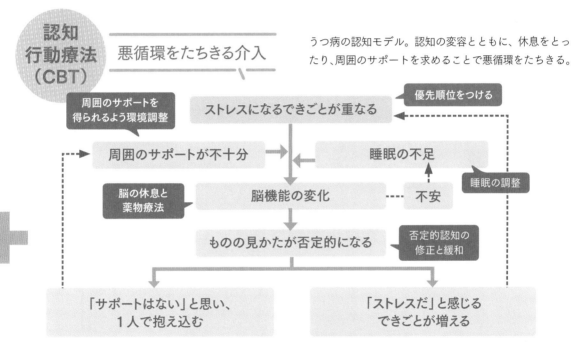

認知行動療法（CBT） 悪循環をたちきる介入

うつ病の認知モデル。認知の変容とともに、休息をとったり、周囲のサポートを求めることで悪循環をたちきる。

（「日本うつ病学会治療ガイドライン Ⅱ.うつ病（DSM-5）／大うつ病性障害 2016」日本うつ病学会 気分障害の治療ガイドライン作成委員会, 2019より引用）

ケース・フォーミュレーション

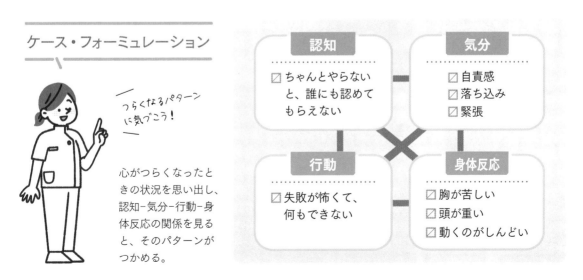

つらくなるパターンに気づこう！

心がつらくなったときの状況を思い出し、認知−気分−行動−身体反応の関係を見ると、そのパターンがつかめる。

Ⅱ うつ病

小さなことでも、ポジティブ・フィードバックを大切に

うつ病の人とのコミュニケーションは、時期によって異なります。回復とともに発話量は増えてくるもの。変化の兆しをフィードバックして、回復を実感してもらうことも大切です。

すぐに変化を求めず、サポーティブに見守っていく

支持的態度を基本に、変化の徴候にあわせてかかわりかたを変える。

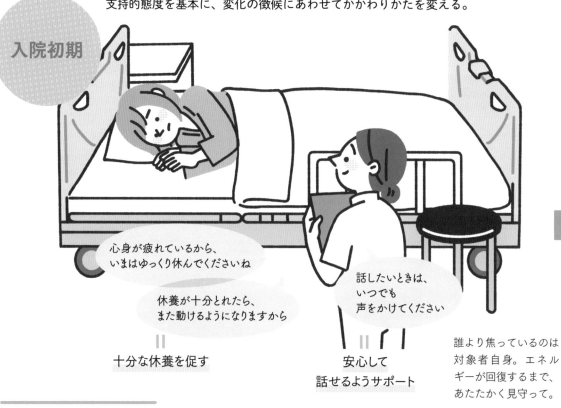

入院初期

心身が疲れているから、いまはゆっくり休んでくださいね

休養が十分とれたら、また動けるようになりますから

＝

十分な休養を促す

話したいときは、いつでも声をかけてください

＝

安心して話せるようサポート

誰より焦っているのは対象者自身。エネルギーが回復するまで、あたたかく見守って。

希死念慮があるとき

安全確保

頻回の訪室、見守り

危険物品の預かり

↓

人権とのバランスも大事！

10分程度でも、その気になれば自殺を完遂できる。危険物品はすべて預かるとともに、頻回の訪室で安全確認を。ただし人権への配慮も不可欠。

＋

支持的コミュニケーション

私は死んでほしくないです

明日、またお会いしましょうね

「死にたい」と言われたときは、その言葉を否定せず受け止めながらも、「私は死なないでほしい」という心からの思いを返す。

» 入院初期には、思いを話せないことも

　入院してきてすぐは、抑うつ症状が重い時期。集中力も低下していますし、会話の意欲すらわかないものです。**わずかな返事しかないこともありますが、それはあなたのコミュニケーションスキルの問題ではありません。**症状のせいと理解し、気長に待ちましょう。いつでも話を聞きたいと思っていることは伝えておきます。

　また、反応は薄くても、周囲の状況は認識しています。ケアの際のあたたかい声がけやかかわりで、安心して過ごせるようにします。

» できていることを肯定し、ゆっくり伴走する

　薬の効果で症状が安定してくると、表情や態度に変化が出てきます。顔色が少しよくなったり、思いを話してくれたり。ゆっくりだった動きも徐々に速くなります。気づいたらすぐにフィードバックして、変化の兆しを伝えましょう。

　回復とともに焦る気持ちがわくので、その思いにも耳を傾けます。また、動けるようになったことで、自殺企図が見られることも。希死念慮のアセスメントと安全管理を徹底し、自殺を防ぐ万全の対策をとります。

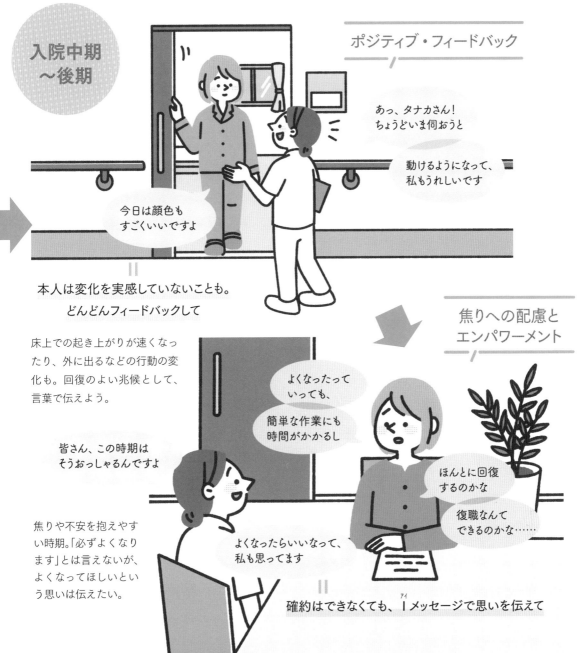

入院中期〜後期

ポジティブ・フィードバック

あっ、タナカさん！
ちょうどいま伺おうと

動けるようになって、
私もうれしいです

今日は顔色も
すごくいいですよ

＝
**本人は変化を実感していないことも。
どんどんフィードバックして**

床上での起き上がりが速くなったり、外に出るなどの行動の変化も。回復のよい兆候として、言葉で伝えよう。

**焦りへの配慮と
エンパワーメント**

よくなったって
いっても、

簡単な作業にも
時間がかかるし

ほんとに回復
するのかな

復職なんて
できるのかな……

皆さん、この時期は
そうおっしゃるんですよ

よくなったらいいなって、
私も思ってます

焦りや不安を抱えやすい時期。「必ずよくなります」とは言えないが、よくなってほしいという思いは伝えたい。

＝
確約はできなくても、I メッセージで思いを伝えて

分類&症状

近年増加している疾患。
うつ病相、躁病相をくり返す

うつ病と同じ気分障害ですが、躁病相や軽躁病相をともないます。躁のときにはエネルギーに満ちあふれ、寝ないで何かに打ち込むほど。その結果、社会生活に支障をきたします。

》うつ病の診断から、双極性に変わることも

病棟で出合う気分障害で、うつ病についで多いのが双極性障害です。日本での生涯有病率は0.1〜0.4%ですが、さらに多いとする報告も多数。好発年齢は10代後半〜20代前半です。

特徴は、うつ病相と躁病相・軽躁病相の両方が見られること。気分・行動・思考が抑制された状態、亢進した状態をくり返します。その移行期として「混合状態」もあり、気分・行動・思考のいずれかが亢進し、いずれかが低下するのが特徴です。初発がうつ病相の場合が多く、最初はうつ病と診断され、のちに双極性障害の病名に変わることも少なくありません。

》Ⅰ型とⅡ型があり、躁症状の強さが違う

双極性障害は、双極Ⅰ型と双極Ⅱ型に分けられます。あきらかな躁状態を認めるのが、双極Ⅰ型。気分が異常に高揚し、活動量も目に見えて増えます。万能感とエネルギーに満ちあふれ、普段はとらない行動をとるように。仕事や学業にも支障をきたし、対人関係のトラブルも起きます。借金や家庭崩壊などのトラブルを抱え、入院を余儀なくされる人も少なくありません。

一方の双極Ⅱ型は、軽躁状態を認めるものです。活動量が増え、いつもとは人が変わったように元気になりますが、大きなトラブルには至らない程度です。

うつ病とも重なるが、気分変動性や易怒性がある

抑うつ症状の診断基準は同じだが、下のような違いがあるという報告も。

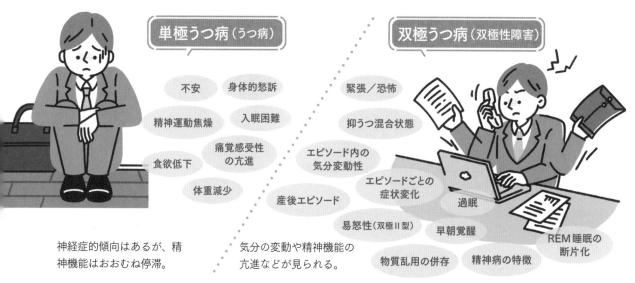

単極うつ病（うつ病）

不安　身体的愁訴
精神運動焦燥　入眠困難
痛覚感受性の亢進
食欲低下
体重減少

神経症的傾向はあるが、精神機能はおおむね停滞。

双極うつ病（双極性障害）

緊張／恐怖
抑うつ混合状態
エピソード内の気分変動性
産後エピソード
エピソードごとの症状変化
過眠
易怒性（双極Ⅱ型）　早朝覚醒
REM睡眠の断片化
物質乱用の併存　精神病の特徴

気分の変動や精神機能の亢進などが見られる。

（『Manic-depressive illness：Bipolar disorders and recurrent depression（2nd ed.）』Goodwin FK & Jamison KR, Oxford University Press, 2007／「双極Ⅱ型障害の精神病理学的検討」阿部隆明, 精神神経学雑誌 vol.121（8）：619-626, 2019より作成）

うつと躁のエピソードが出て、はじめて診断がつく

病状の経過と特徴

初診では、69％の人が正しく診断されていないとの報告もある
（Hirschfeld RMA, Lewis L＆Vornik LA, 2003）。

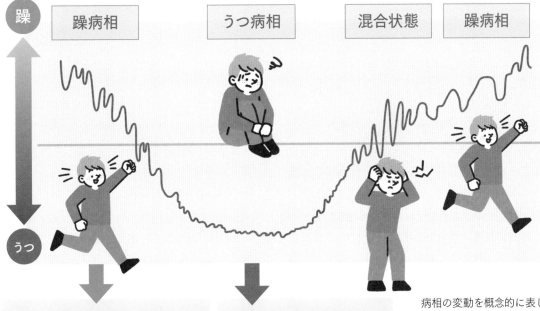

躁
うつ

躁病相　うつ病相　混合状態　躁病相

病相の変動を概念的に表した「クレイネス曲線」。1つの病相のなかでも小刻みに変動し、混合状態ではとくに変動がめだつ。

躁病エピソード

1 自尊心の肥大、誇大
2 睡眠欲求の低下
3 普段より多弁、または切迫感でしゃべり続ける
4 観念奔逸（ほんいつ）、いくつもの考えがせめぎあう主観的体験
5 注意散漫
6 活動性亢進、精神運動焦燥
7 困った結果につながる可能性が高い行動への熱中

うつ病エピソード

1 抑うつ気分
2 興味や喜びの著しい喪失
3 食欲の減退または増加
4 睡眠障害
5 精神運動の障害（強い焦燥感、運動の制止）
6 疲れやすさ、気力の減退
7 強い罪責感
8 思考力や集中力の低下
9 死への思い

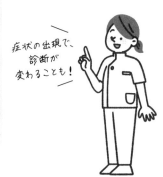

症状の出現で、診断が変わることも！

双極性障害のタイプ

双極 I 型障害

躁病相が1週間以上続き、症状も重い

上記の躁病エピソードのうち、3つ以上の症状が1週間以上続く。職業的機能や社会活動、人間関係に著しい障害を及ぼすほど重い症状であることも必須の診断要件。

双極 II 型障害

不安定さなどの軽躁病エピソードをくり返す

躁病エピソード3つ以上が、4日間以上続く。周囲から見て違和感はあるが、社会的・職業的機能に著しい障害を起こすほど重篤でなく、入院も必要ない程度。

治療中断で、社会生活がむずかしくなる人も多い

双極性障害は、時期による症状の変動が大きく、社会生活に影響しやすい疾患です。
寛解期をできるだけ長く保てるよう、服薬の重要性を理解してもらわなくてはいけません。

》年6回も、病相の変化がくり返される

双極性障害の長期経過では、NIHM（米国精神衛生研究所）の調査「CDS」がよく知られています。これによると、双極性障害の人は、人生の約半分を症状とともに過ごしていると判明（下図参照）。状態の変化は年6回、躁とうつの病相変化は年3.5回も起きていました。とくに長いのが、躁かうつかを自分でも知覚できない「閾値下（いきちか）」や、軽度の躁状態とうつ状態の時期。双極性障害の人が自分の症状の波に気づき、コントロールしていくことのむずかしさを物語っています。

軽躁状態程度のほうが、自分では調子がいいと感じられるという問題もあります。結果として治療中断率も高く、著しく悪化した状態で入院してくる人も少なくありません。

《 寛解を長く保つことを目標に、病気とつきあう 》

症状をゼロにすることはできないが、寛解期を長く保てるのが理想。

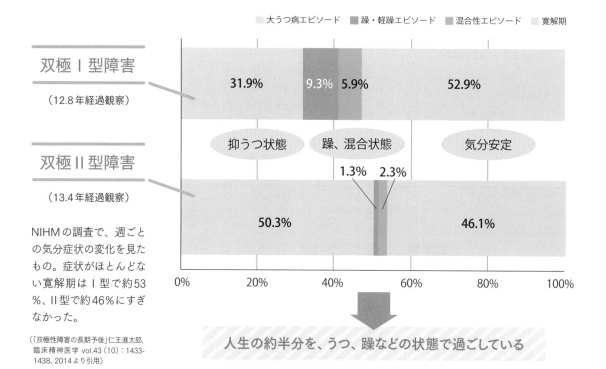

■ 大うつ病エピソード　■ 躁・軽躁エピソード　■ 混合性エピソード　■ 寛解期

双極Ⅰ型障害
（12.8年経過観察）
31.9%　9.3%　5.9%　52.9%

抑うつ状態　　躁、混合状態　　気分安定

双極Ⅱ型障害
（13.4年経過観察）
1.3%　2.3%
50.3%　46.1%

0%　20%　40%　60%　80%　100%

NIHMの調査で、週ごとの気分症状の変化を見たもの。症状がほとんどない寛解期はⅠ型で約53％、Ⅱ型で約46％にすぎなかった。

（「双極性障害の長期予後」仁王進太郎、臨床精神医学 vol.43（10）：1433-1438, 2014より引用）

人生の約半分を、うつ、躁などの状態で過ごしている

安全を守るために、入院が必要となることも多い

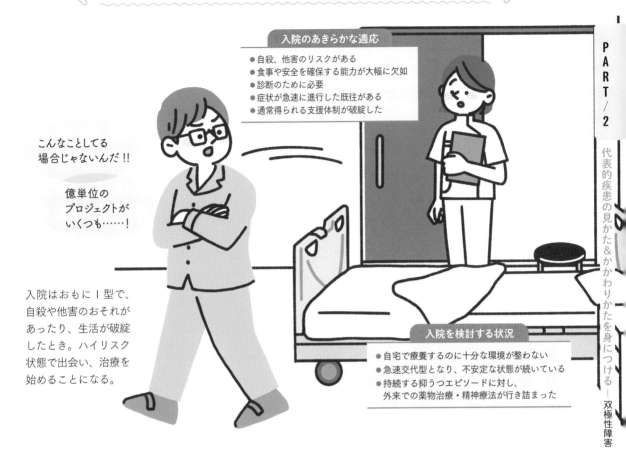

入院のあきらかな適応

- 自殺、他害のリスクがある
- 食事や安全を確保する能力が大幅に欠如
- 診断のために必要
- 症状が急速に進行した既往がある
- 通常得られる支援体制が破綻した

こんなことしてる
場合じゃないんだ‼

億単位の
プロジェクトが
いくつも……！

入院はおもにⅠ型で、
自殺や他害のおそれが
あったり、生活が破綻
したとき。ハイリスク
状態で出会い、治療を
始めることになる。

入院を検討する状況

- 自宅で療養するのに十分な環境が整わない
- 急速交代型となり、不安定な状態が続いている
- 持続する抑うつエピソードに対し、
  外来での薬物治療・精神療法が行き詰まった

自殺リスクも高い。十分アセスメントして、安全を確保

社会人口統計学的

- 男性は自殺既遂率が高い
- 女性は自殺企図率が高い
- 結婚の状況（独身、死別、離別）
- 独居
- 子どもがいない
- 若年（＜35歳）、高齢（＞75歳）
- 失業

精神科的併存症

- パーソナリティ障害
  （境界性、反社会性、
  演技性、自己愛性）

自殺のリスクはうつ病以上。下記で該
当する項目が多いほど、注意が必要。

病　歴

- 自殺企図の既往
- 家族歴（自殺企図・既遂）
- 自殺念慮　　優勢な極性が抑うつ
- 抑うつ状態・混合状態、
  不機嫌な躁状態のときに高リスク
- 急速交代型
- 発症年齢が若い
- 発病から日が浅い
- 未治療期間が長い
- 以前の入院回数
- これまでの抑うつエピソードの回数
- 現在の身体的併存症
- 気分に一致しない精神病症状

高リスクなら、本人・家族に話して安全確保を！

自殺に使えそうな物品は
すべて預かり、頻回に訪
室して見守る。暴力など
があれば、やむをえず鎮
静や隔離をすることも。

（「日本うつ病学会診療ガイドライン　双極性障害
（双極症）2023」日本うつ病学会 双極性障害診療ガ
イドライン改訂ワーキンググループ, 2023 より引用）

III 双極性障害

治療&ケア

2タイプの薬を併用。
セルフケア支援が最重要

躁症状、抑うつ症状を薬でコントロールし、気分の波を落ち着かせていきます。生活リズムが崩れたとき、無理をしたときに再発しやすいため、セルフケア支援も欠かせません。

服薬を続けながら、悪化しにくい生活を習慣に

服薬と生活リズムの調整により、社会復帰している対象者も多い。

薬物治療

気分安定薬

- ●バルプロ酸　●炭酸リチウム
⇒ GABA濃度上昇などで、
躁状態を抑える

バルプロ酸は神経伝達物質「GABA」の受容体結合を促進。その結果、神経の興奮抑制にかかわる Cl^- のとり込みがよくなる。炭酸リチウムの機序は解明されていないが、同じく神経伝達物質に関与。

+

抗精神病薬

- ●クエチアピン　●オランザピンなど
⇒ 躁病相とうつ病相、
どちらにも効果的

統合失調症の治療に使うのと同じ、第二世代の抗精神病薬を使って興奮を鎮める。うつ病相のときも、双極性障害のうつ病相に適用がある抗精神病薬を使う。

併用で使うことも多い

17の比較試験のメタ解析では、単剤より併用のほうが効果が高く、脱落率には有意差がなかった。

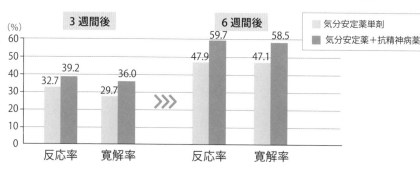

(%)	3週間後		6週間後	
	反応率	寛解率	反応率	寛解率
気分安定薬単剤	32.7	29.7	47.9	47.1
気分安定薬+抗精神病薬	39.2	36.0	59.7	58.5

ECT
（電気けいれん療法）

薬への反応がよくない重症例や、すみやかに効果を上げたい場合などでは、ECTも有力な選択肢。

ECTの適応

1) 自殺の危険が切迫している場合

2) 低栄養や脱水などで身体衰弱が進行している場合

3) 昏迷や錯乱などの精神症状が重篤で迅速な改善が必要な場合

4) 妊娠や身体合併症のため薬物療法による危険性が高くECTのほうがより安全と判断される場合

5) 過去にECTが著効した場合

6) 適切な薬物療法にもかかわらず長期に改善しない場合

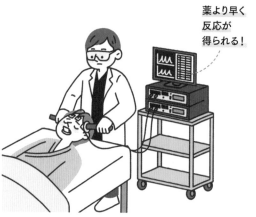

薬より早く反応が得られる！

（「日本うつ病学会診療ガイドライン　双極性障害（双極症）2023」日本うつ病学会 双極性障害診療ガイドライン改訂ワーキンググループ, 2023より作成）

》再燃・再発予防には、薬が欠かせない

治療の中心は薬物治療です。日本うつ病学会の最新のガイドラインでは、気分安定薬と抗精神病薬の併用がもっともすぐれているとされます。忍容性に問題がなければ併用で、問題があれば単剤（抗精神病薬）で治療します。

双極性障害は、再燃・再発をくり返すことで社会機能が低下し、神経生物学的な変化も生じるといわれています。急性期を過ぎた後も、再発予防のための服薬は欠かせません。

》「頑張りすぎない」なども、治療の1つ

服薬アドヒアランスも含めたセルフケアは、双極性障害の人の最重要課題です。心理教育を通じて、リカバリーにおける服薬の重要性を理解してもらいます。

そのうえで、**症状が出やすい状況と対処法を考えます。**クライシスプランを作成し、病状悪化の兆しがあるときに確実に対応できるようにするといいでしょう。規則正しい生活を送り、過活動にならないよう心がけることも大切です。

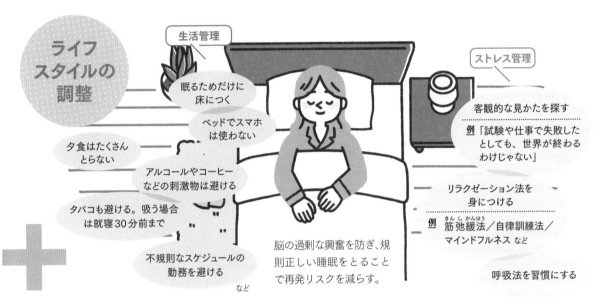

ライフスタイルの調整

生活管理
- 眠るためだけに床につく
- ベッドでスマホは使わない
- 夕食はたくさんとらない
- アルコールやコーヒーなどの刺激物は避ける
- タバコも避ける。吸う場合は就寝30分前まで
- 不規則なスケジュールの勤務を避ける

など

脳の過剰な興奮を防ぎ、規則正しい睡眠をとることで再発リスクを減らす。

ストレス管理
- 客観的な見かたを探す
  例「試験や仕事で失敗したとしても、世界が終わるわけじゃない」
- リラクゼーション法を身につける
  例 筋弛緩法（きんしかんぽう）／自律訓練法／マインドフルネス など
- 呼吸法を習慣にする

変化のパターン&管理法を見つける

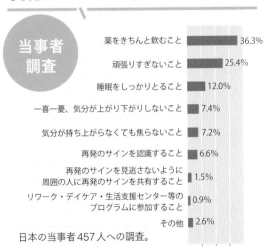

当事者調査

薬をきちんと飲むこと	36.3%
頑張りすぎないこと	25.4%
睡眠をしっかりとること	12.0%
一喜一憂、気分が上がり下がりしないこと	7.4%
気分が持ち上がらなくても焦らないこと	7.2%
再発のサインを認識すること	6.6%
再発のサインを見逃さないように周囲の人に再発のサインを共有すること	1.5%
リワーク・デイケア・生活支援センター等のプログラムに参加すること	0.9%
その他	2.6%

0 10 20 30 40 (%)

日本の当事者457人への調査。気分を安定させるため、それぞれの対処法を見つけている。

（「Perceptions and impact of bipolar disorder in Japan：Results of an internet survey.」Watanabe K et al., Neuropsychiatric Disease and Treatment vol.12：2981-2987, 2016／「双極性障害に対する心理社会療法の効果」渡邊衡一郎, Current Therapy vol.35（5）：430-436, 2017より引用）

クライシスプラン

双極性障害にかぎらず、希死念慮がある人には積極的に活用を促す。

危機かな（ピンチかな）と思ったときに

氏名：		生年月日： 年 月 日
私の調子が悪くなるときは（サインは）		

サインかなと思ったら……

私のすること	① ② ③
まわりの人にしてほしいこと	
まわりの人にしてほしくないこと	

同意日 年 月 日	担当 Ns 連絡先
	主治医 連絡先
	行政 連絡先
	その他 連絡先

（「障害者地域相談のための実践ガイドライン 第3版」「障害者地域相談のための実践ガイドライン」編集委員会, 一般社団法人 支援の三角点設置研究会, 2015より作成）

コミュニケーション

薬と休養で安定してくれば 治療的関係を築ける

入院してくるときはたいてい、躁病相がはげしいとき。コミュニケーションも容易ではありませんが、薬で気分が安定してくると、徐々に思いを話してくれるようになります。

躁病相が強いときは、無理に心理的介入をしない

自尊心の肥大も典型的な病状。イヤな発言をしてしまうこともある。

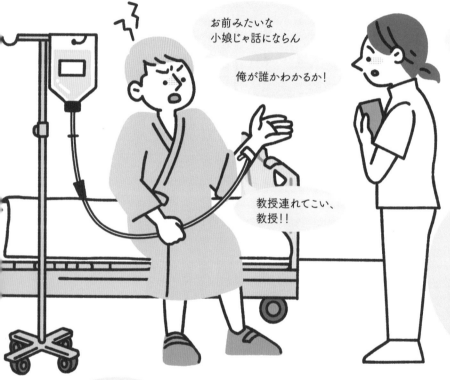

お前みたいな
小娘じゃ話にならん

俺が誰かわかるか!

教授連れてこい、
教授!!

これはあくまで
病状だ

この人が
悪いんじゃない

問題を
外在化する

陰性感情が生じることも。
でも、対象者は悪くない

人を見下す発言も多いが、自尊心肥大という病状によるもの。病状と人を分けて考えて。

危険行動を防ぐ

自殺だけでなく、
躁で攻撃的になることも

自殺も怖いが、同室の人やスタッフへの傷害も避けたい。高リスクなら個室などを検討する。

病識を
もたせようとしない

トラブル後の強制入院でも、
その話は後でいい

症状によりどれほどのトラブルを起こしたかは、いずれわかること。無理に話さなくていい。

回復を信じて待つ

行動制限が必要なときも、
今後の回復を信じて

暴れる相手を押さえるなどのつらい場面もあるが、回復すれば、ともに振り返れると信じよう。

》入院当初は大変！　まずは安全優先で

はげしい躁病相で入院してきた対象者とのコミュニケーションは、ベテランナースでも容易ではありません。経験の浅い人ならなおのこと。**スムーズな意思疎通はむずかしいと考えておいたほうがいいでしょう。** 興奮から攻撃性が増し、つい手が出てしまうことも。必ず2人以上で訪室してください。危険性が高いなら、静穏な環境を提供できる個室への移動を検討します。

薬も早期に服用してもらうのが理想ですが、本人の納得も大事です。 自他に危険が及ぶ場合を除き、注射ではなく内服とし、服薬の必要性を話して理解を得るようにします。

数週間もたてば、薬の効果で安定します。話しやすくなる一方で、事の重大さに気づいて自殺を図ることも。万全の対策をとってください。

》家族支援によって、中・長期の経過もよくなる

状態が安定し、信頼関係が築けてきたら、入院までの経過を振り返ります。病識をもたせるためでなく、どうすれば同じ苦しみをくり返さずにすむか考えるためです。うつ症状を重くしないためにも、未来志向で考えましょう。

本人だけでなく、同居する家族も大変な思いをしてきたはず。家族と面会時間をとったり、見舞いに来た際に声をかけたりして、思いを聞いてください。**協力的な家族であれば心理教育もおこない、再燃・再発のサインやその予防法を共有しておきます。** 当事者と家族のための心理教育、コミュニケーションのトレーニングなどをおこなうと、服薬アドヒアランスが向上し、再発率が低下することも報告されています（下図参照。Miklowitz DJ et al., 2003）。

支援する家族が、上手にかかわれるようサポートして

家族の負担感はすでに大きいはず。3つすべてでなくていいので、できる範囲で。

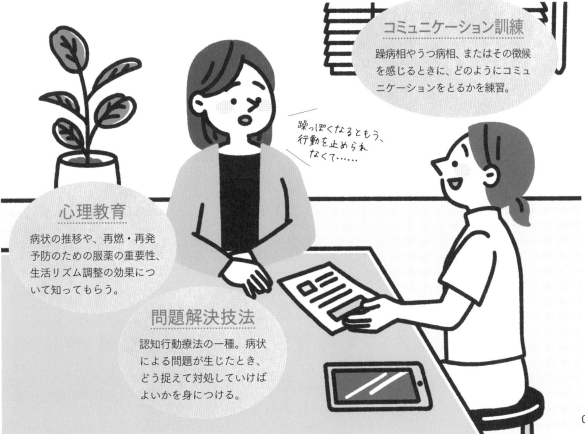

コミュニケーション訓練
躁病相やうつ病相、またはその徴候を感じるときに、どのようにコミュニケーションをとるかを練習。

躁っぽくなるともう、行動を止められなくて……

心理教育
病状の推移や、再燃・再発予防のための服薬の重要性、生活リズム調整の効果について知ってもらう。

問題解決技法
認知行動療法の一種。病状による問題が生じたとき、どう捉えて対処していけばよいかを身につける。

分類&症状

社交不安やパニックなど。外来での治療が中心

過剰な不安が長期間持続すると、人の多い場所に出かけたり、電車に乗ったりするのも怖くなります。そして不安がますます大きくなり、これまでどおりの日常生活が送れなくなります。

》生涯有病率は5%前後と、非常に高い

不安は誰もがもつ当たり前の感情。不安を抱くことで、危険から身を守れます。しかし不安が特定の形でくり返し現れ、随伴症状をともなうときは、治療対象となります。**不安障害の生涯有病率は4.2～5.4%と高く、誰もがかかりうる疾患です**（川上ほか, 2014）。

不安障害単独での入院例は少数ですが、他疾患との併存（→ P67）も多く、病棟ナースも対応を知っておきたいところ。精神科医療全体としても外来や訪問看護を手厚くする流れがあり、ナースの活躍の場も広がっていくと予想されます。将来的に外来などでかかわる機会が増えることも想定し、理解を深めておきましょう。

》不安が強くなりすぎて、生活に支障が出る

不安障害は、不安が生じる場面や不安の現れかたによってタイプ分類されています。代表的なのは右の5つ。罹患率がもっとも高いのは恐怖症で、虫や動物、飛行機など、特定の対象を極度に恐れるもの。ただし治療を受ける人はわずかで、臨床的には少ない印象です。

精神科でよく出合うのは、人に注目される場面で著しい恐怖や不安を覚える「社交不安障害」、そして予期しない発作で苦しくなる「パニック障害」です。**いずれも不安を感じる場面を回避しようとして、社会生活が制限されます。さらに、回避行動によって不安が強まるという悪循環に陥ってしまいます。**

併存例や重症例では、入院が必要になることも

下記のようなケースでは、外来ではなく入院が検討される。

＼ケース／ 1
併存症が重いとき

うつ病、依存症、双極性障害などの併存が多い。外来治療では不十分なとき、自殺のリスクが高いときは入院に。

＼ケース／ 2
不安症状が重篤なとき

パニック発作が頻回で外出できない、1人で過ごせないなど、生活に著しい支障があり、改善も見込めない場合。

＼ケース／ 3
自殺の危険性が高いとき

DSM-5でも、希死念慮や自殺企図とかかわる疾患として不安障害があげられている。安全確保のために入院が必要。

＼ケース／ 4
身体疾患の鑑別が必要なとき

パニック発作が生じているが、パニック障害以外の身体疾患が原因の可能性があり、検査での鑑別が必要な場合など。

（「不安症の入院適応：どのようなケースで入院治療が必要となるか」武藤恭昌, 精神科Resident vol.3（1）：34-35, 2022より作成）

❨ どの不安障害も、"状況にそぐわない不安"が特徴 ❩

状況から考えて過剰な不安がくり返し生じ、身体症状などをともなう。

代表的な
不安障害

社交不安障害

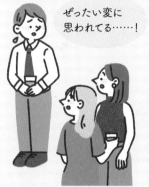

ぜったい変に
思われてる……！

人づきあいの場で
強い恐怖や不安が生じる

有病率は0.8〜7.9％。人と会話をしたり、人前で飲食やスピーチをするときなどに、他者からの否定的評価を恐れて過剰な不安が生じる。発汗、赤面、動悸などの症状も出やすく、それに気づくと不安がさらに強まる。

パニック障害

強い不安で発作が起き、
死への恐怖を感じる

状況によらず、パニック発作をくり返す。発作時は動悸などの身体症状が同時に出現。発作を恐れて生活も制限されていく。

胸痛

非現実感、離人感　　窒息感　　呼吸困難

震え　　嘔気、不快感　　動悸　　めまい、ふらつき

死への恐怖　　コントロールを失う恐怖　　発汗

全般性不安障害

漠然とした不安にずっと
悩まされる

家族、健康、仕事や学校のことなどで漠然とした不安が続き、交感神経も亢進。集中力低下、イライラや不眠をともなう。

広場恐怖症

電車や人混みを恐れて
回避する

「何か起きたらどうしよう」という過剰な恐怖や不安で、公共交通機関の利用、人混みへの外出、1人での外出などができない。

限局性恐怖症

虫や動物、飛行機などを
過剰に恐れる

生きものや乗りもののほか、高所、閉所、血を見るなどの状況も対象に。考えただけで過剰な恐怖や不安に陥る。

ほかの不安障害も
高率に併発

アメリカの疫学調査「NESARC」より。各不安障害を好発年齢順に左から並べ、生涯有病率と併存率を示したもの。たとえば社交不安障害で見てみると、パニック障害の併存率20.4％、うつ病の併存率33.4％。

（「不安の病理と治療の今日的展開『不安と抑うつ』再考」貝谷久宣，臨床精神医学 vol.39（4）：403-409, 2010／「不安症の罹病率と寿命」音羽健司，アンチ・エイジング医学：日本抗加齢医学会雑誌 vol.11（1）：58-63, 2015より引用、一部改変）

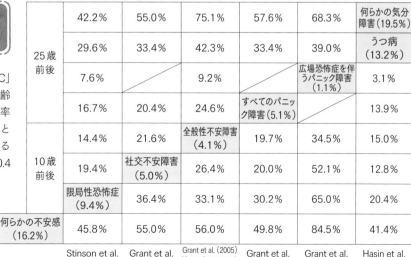

25歳前後	42.2%	55.0%	75.1%	57.6%	68.3%	何らかの気分障害(19.5%)
	29.6%	33.4%	42.3%	33.4%	39.0%	うつ病(13.2%)
	7.6%		9.2%		広場恐怖症を伴うパニック障害(1.1%)	3.1%
	16.7%	20.4%	24.6%	すべてのパニック障害(5.1%)		13.9%
10歳前後	14.4%	21.6%	全般性不安障害(4.1%)	19.7%	34.5%	15.0%
	19.4%	社交不安障害(5.0%)	26.4%	20.0%	52.1%	12.8%
	限局性恐怖症(9.4%)	36.4%	33.1%	30.2%	65.0%	20.4%
何らかの不安感(16.2%)	45.8%	55.0%	56.0%	49.8%	84.5%	41.4%
	Stinson et al. (2007)	Grant et al. (2005)	Grant et al. (2005) Vesga-Lopez et al. (2008)	Grant et al. (2006)	Grant et al. (2006)	Hasin et al. (2004)

うつなどが併存していると、長期化・再発のリスクが高い

不安障害は薬や認知行動療法の効果が比較的出やすく、寛解しやすい傾向にありますが、未治療で慢性化していることもよくあります。他疾患での併存例も、慢性化しがちです。

寛解しやすさ、再発しやすさが、タイプで大きく変わる

不安障害の長期予後。タイプにより、寛解率と再発率に大きな開きがある。

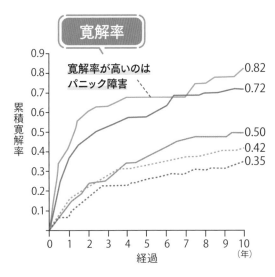

累積寛解率がもっとも高い不安障害はパニック障害で、82%。もっとも低いのは社交不安障害。

（「Social anxiety disorder clinical course and outcome：Review of Harvard/Brown Anxiety Research Project（HARP）findings.」Keller MB, Journal of Clinical Psychiatry vol.67（Suppl12）：14-19, 2006 より引用）

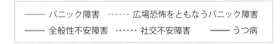

凡例：パニック障害　広場恐怖をともなうパニック障害　全般性不安障害　社交不安障害　うつ病

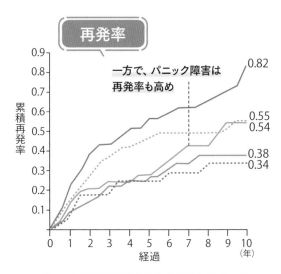

パニック障害は改善しやすく再発しやすいのに対し、社交不安障害は寛解率も再発率も低い。

》社交不安は寛解率が低く、長期化しやすい

上のグラフは、不安障害の現症または既往がある711人を調査した「ハーバード・ブラウン不安症研究プロジェクト」の結果です。

10年間の追跡調査から寛解率、再発率を見ていくと、いずれも低いのが社交不安障害。**一度寛解すれば再発しにくいのですが、疾患の認識がなく、受診につながらないケースが多いため、慢性化しやすいと考えられています。**

反対に、いずれも高いのがパニック障害。早期に寛解する人が多いものの、累計再発率は年を追うごとに高まります。**とくに広場恐怖症にも該当する場合は、寛解率が低く、予後がよくないとわかっています。**

どの不安障害も、症状によってQOLが低下します。その慢性的ストレスが脳神経系に影響して、認知機能を低下させることもわかっており、早期の治療が勧められます。

≫うつ病の併存で、予後が悪化しやすい

他の精神疾患を併存しやすいのも特徴です。「NCS（全米併存疾患調査）」でも、1077人の不安障害患者の約6割に併存精神疾患が見られ、うつ病42％、アルコール依存症40％という併存率でした。うつ病の併存例では希死念慮、自殺企図が高率で見られます。**抑うつ症状数が増え、期間がより長くなるのも特徴。不安障害はうつ病の予後悪化因子であるといえます。**

≫トラウマなども、併発に深く関与している

ほかには、双極性障害（とくにⅡ型）や発達障害の併存も多く見られます。併存のメカニズムは解明されていませんが、障害による対人関係の困難が一因と考えられます。**くり返される対人関係の失敗がトラウマとなり、恐怖や不安を強めてしまうのです。**

併存症がある場合はとくに、SSTなどで対人スキルを高めておくといいでしょう。

うつ病と重なる症状も。双極性障害などの併存も多い

不安とうつの併存はとくに高率で、症状として重なる部分も多い。

不安障害＋うつ病

併存様式

うつ病
抑うつ気分
興味の喪失
アンヘドニア
体重減少／増加

恐怖
パニック
心配
パニック発作
慢性疼痛
胃腸症状
過度の憂慮
焦燥
集中困難
睡眠障害

不安障害
過度の警戒
広場恐怖
強迫的儀式

双極性も多いんだね

不安障害＋その他の病気

コホート研究（NESDA）

うつ病単独 **22.1**％ ⇓ 　　併存 **60.1**％ ⇓ 　　不安障害単独 **17.8**％ ⇓

（「Care of depressed patients with anxiety symptoms.」Nutt DJ, Journal of Clinical Psychiatry vol.60（Suppl17）：23-27, 1999／「うつ病のComorbidity　パニック症とうつ病」塩入俊樹, DEPRESSION JOURNAL vol.4（3）：24-27, 2016より作成）

双極性障害

50％強に不安障害があるという報告も
不安障害併存例は病相期のサイクルが速く、治療反応性が低い。自殺率も上昇。

発達障害

自閉症スペクトラム障害に併存しやすい
ASD、ADHDにより対人関係の困難が多く、二次障害として不安障害に至る。

アルコール依存症

社交不安障害を併発している人が多い
社交不安障害の先行例が多く、不安低減のために過剰な飲酒に至る可能性もある。

併存の流れ

不安障害が先か、二次障害として後で起きたかの流れも見ておきたい。

■ 先に発症した
■ 同時期に発症した
▨ 後から発症した

	社交不安障害 n=592	パニック障害 n=585	広場恐怖症 n=150	全般性不安障害 n=434	うつ病 n=925	持続性抑うつ障害 n=274	全体
後から発症した (%)	17	31	34	37	58	65	18
同時期に発症した	16	30	19	41	24	24	25
先に発症した	67	39	47	22	18	11	57

（「Comorbidity patterns of anxiety and depressive disorders in a large cohort study：The Netherlands Study of Depression and Anxiety（NESDA）.」Lamers F et al., Journal of Clinical Psychiatry vol.72（3）：341-348, 2011より引用）

治療&ケア

薬物治療以上に、認知行動療法が効く

不安障害の治療では、抗うつ薬や抗不安薬の助けを借りながら、不安を克服していくことが大事。認知行動療法の効果が高く、薬との併用で再燃・再発のリスクも減らせます。

薬を使いながら、不安とのつきあいかたを身につける

薬物治療

長期服用なら新規抗うつ薬、急性期の不安には頓服の抗不安薬が基本。

1st SSRI
（選択的セロトニン再取り込み阻害薬）

● フルボキサミン　● パロキセチン
● エスシタロプラム など

新規抗うつ薬のSSRIには抗不安作用もあり、社交不安障害での第一選択。保険適用がある上記3剤が推奨される。

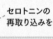

セロトニンの
再取り込みを阻害

セロトニンの
放出量を増やす

1st SNRI
（セロトニン・ノルアドレナリン再取り込み阻害薬）

● ベンラファキシン　● デュロキセチン
● ミルナシプラン（いずれも適用外）

社交不安障害の治療で、SSRIと同様の効果が認められているが、保険適用はない。そのためうつ病の併発例などで使われることが多い。

2nd ベンゾジアゼピン系薬
（BZD）

● アルプラゾラム　● ロラゼパム
● ジアゼパム など

パニック障害をはじめ、不安を感じたときの頓服として処方される抗不安薬。依存性が高くせん妄の原因にもなるので、一時的使用にとどめる。

薬物治療単独以上に、CBT（認知行動療法）との併用が効果的。BZD（ベンゾジアゼピン系薬）を中止できる可能性も高まる。

薬＋CBTの効果

■ 薬剤のみ
■ 薬剤のみ＋CBT

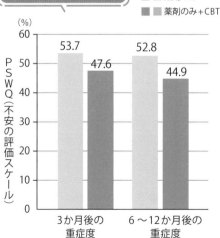

(%)

P
S
W
Q
（不安の評価スケール）

53.7　47.6　　52.8　44.9

3か月後の
重症度　　6〜12か月後の
重症度

抗不安薬の中止率

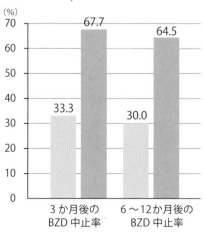

(%)

33.3　67.7　　30.0　64.5

3か月後の
BZD中止率　　6〜12か月後の
BZD中止率

（「Benzodiazepine discontinuation among adults with GAD：A randomized trial of cognitive-behavioral therapy.」
Gosselin P et al., Journal of Consulting and Clinical Psychology vol.74（5）：908-919, 2006 より作成）

》抗うつ薬は、二次的な抑うつ予防にもなる

不安障害の薬物治療には、SSRIなどの**抗うつ薬と、抗不安薬の2つの選択肢があります**。前者は長期に使用できますが、後者は依存性が高く、一時的な使用が原則。そのため社交不安障害などには抗うつ薬を使い、パニック発作などには抗不安薬の頓服を使うのが一般的です。抗うつ薬は二次的な抑うつ症状の予防にもなります。

》行動実験などで、「本当は怖くない」と学習

より重要なのが認知行動療法で、不安のコントロール法が身につき、再燃・再発予防につながります。**認知だけでなく行動も変えることが重要で、とくに効果的なのが行動実験**。不安や恐怖を感じる場面を実際に体験し、「誰も自分のことを見ていない」「パニックで死んだりしない」という事実を確かめる方法です。

認知行動療法（CBT）

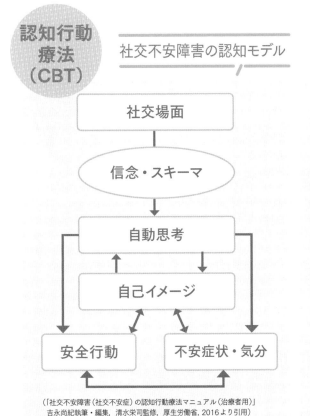

社交不安障害の認知モデル

社交場面 → 信念・スキーマ → 自動思考 ⇄ 自己イメージ → 安全行動 / 不安症状・気分

（「社交不安障害（社交不安症）の認知行動療法マニュアル（治療者用）」吉永尚紀執筆・編集、清水栄司監修、厚生労働省、2016より引用）

To Do

ビデオフィードバック	ビデオに映る自分をイメージし、他者の反応を予想してから、実際の映像を見る
行動実験	社交場面で起こる結果を予測してから、実際に行動し、予測があたっていたか検証する　　など

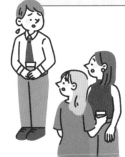

「皆が自分を見ている」などの認知を変え、ビデオフィードバックや行動実験で確信を深めるという流れで、不安を軽減。

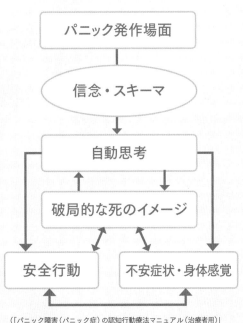

パニック障害の認知モデル

パニック発作場面 → 信念・スキーマ → 自動思考 ⇄ 破局的な死のイメージ → 安全行動 / 不安症状・身体感覚

（「パニック障害（パニック症）の認知行動療法マニュアル（治療者用）」関 陽一執筆・編集、清水栄司監修、厚生労働省、2016より引用）

To Do

リラクゼーション法	たとえば、不安を鎮めるための呼吸法。3秒吸って3秒吐くことを約5分間続ける
破局的イメージ再構成	パニック発作による死などの破局的イメージを具体的に捉え、肯定的イメージに修正　　など

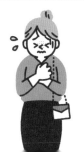

発作が起きそうなとき、起きたときの対処法としてリラクゼーション法を身につけ、発作で命を落とすというイメージを修正。

IV 不安障害
「大丈夫、心配ない」と安易に言わないで

客観的に見れば過剰な不安でも、本人にとっては現実のもの。励ましのつもりであっても、不安を否定するのは避けましょう。一方で、別の見かた、考えかたを提示するかかわりは有効です。

≫ 不安は現実のもの。否定せずに受け止める

人前で話したり食べたりすることは、健康な人にとって日常的な行為です。しかし社交不安障害の人にとっては脅威であり、公園で1人でお弁当を食べたり、学校のトイレで食事をとる人もいるほどです。**その苦しみを十分に理解して。**「考えすぎですよ」「誰もそんなに見ていないから大丈夫」と安易に言うのは避けましょう。

パニック発作で死ぬことも同じで、医療職から見れば「絶対死なない」が正解です。しかし、対象者は本当に死ぬほどの恐怖を味わっていることを理解してください。**共感しながら信頼関係を築き、安心して助けを求められる相手と認識してもらいます。**

≫ 「私ならこう思う」の意見は、言っても OK

信頼関係が築けているなら、相手の思いに寄り添いながら、自分の意見を伝えるのはアリです。たとえば、社交不安で赤面や発汗を気にする人の場合。「私は人の顔色って見てないけどな」「もし気づいても、私だったら好感をもつ」などは伝えて OK。〝普通は〜〟ではなく、〝私は〜〟と表現すれば、対象者も傷つきません。

認知行動療法で使われるテクニックとして、**「あなたの友だちが同じ状況だったら、どうアドバイスする？」**と尋ねる方法もあります。自分の状況を客観的に見ることができ、自分に対する過小評価や、高すぎる基準をゆるめるのに役立ちます。

できたことに注目し、自己肯定感を高めよう

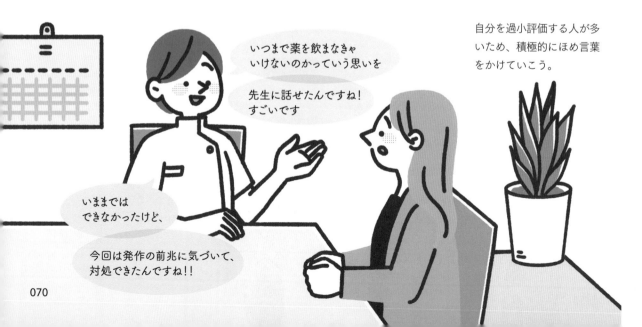

いつまで薬を飲まなきゃいけないのかっていう思いを

先生に話せたんですね！すごいです

自分を過小評価する人が多いため、積極的にほめ言葉をかけていこう。

いままではできなかったけど、

今回は発作の前兆に気づいて、対処できたんですね！！

CBTのエッセンスを、日常のコミュニケーションにとり入れる

マニュアルどおりにとり組めない場合も、下のような声がけとしてとり入れてみて。

PART/2　代表的疾患の見かた&かかわりかたを身につける──不安障害

気分へのアプローチ

週末の外泊が
不安なんですね

その不安は、10点中
何点くらいですか？

＝

気分の同定、数値化

不安に感じたとき、
どんな考えが
浮かびました？

＝

自動思考の同定

自分のいまの気分に気づいて
数値化することで、客観的に
把握できる。そのとき頭に浮
かんだ考えにも注目。

思考へのアプローチ

自分以外の人、大切な人に置
き換えることで、視点を変え
られる。過去の成功体験も、
リソースとしていかせる。

親しい友だちが
そう言っていたら、なんて声を
かけてあげたいですか？

その状況だったら、
私もきっとそう思うかな

＝

別の視点の提供

以前に乗り越え
られたときは、どう
考えてました？

＝

リソースへの
気づきの促進

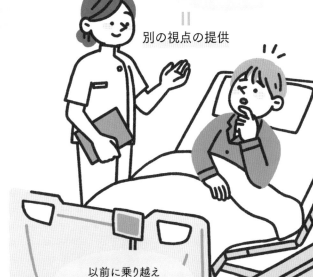

コミュニケーションスキル

相手の思いを尊重しながら、
自分の思いや希望を上手に伝
える練習をする。ロールプレ
イで試してみるのもいい。

じゃあ、しんどいときに
上司にどう伝えるか

一緒に考えて
みませんか？

このあいだの
アサーションですよね……

ここまでなら今日できる
けど、それ以上は
むずかしいです、とか？

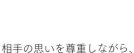
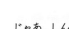
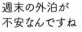
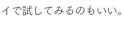
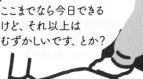
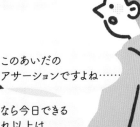

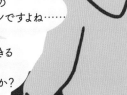
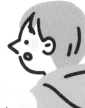
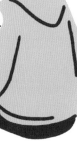

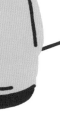
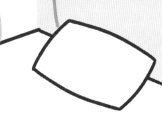
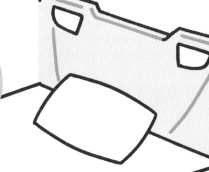

強迫行為をやめられず、日常生活を送れなくなる

「やめたいのにやめられない」が、強迫性障害の最大の苦しみです。こだわりや不安が非常に強く、特定の考えや行動をくり返すことで、社会生活に支障をきたしてしまいます。

》重症度や生活への支障度で、予後が変わる

強迫性障害は、強迫症状で著しい苦痛を感じ、社会機能も低下する疾患です。**強迫症状には強迫観念、強迫行為の2つがあります。**

強迫観念は、自分ではコントロールできない特定の思考、衝動、イメージが続くもの。強迫行為は、行動や心のなかの行為を厳密にくり返し続けることです。典型的なのが洗浄強迫で、無数の菌が手についているイメージにとらわれ、皮膚がボロボロになるまで手洗いをくり返します。そのほか、施錠確認も典型例です。

生涯有病率は1〜2%で、平均発症年齢は20歳前後。**重症度が高い人、うつ病やASD（自閉症スペクトラム障害）などが併存している人では社会機能も低下しやすく、難治例となりやすい**ことがわかっています。

強迫観念から、洗浄などの強迫行為をやめられなくなる

自分でも不合理だとわかっていて、やめたいのにやめられないのが特徴。

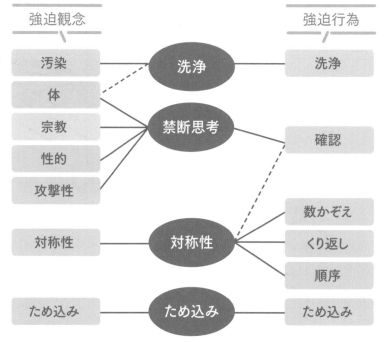

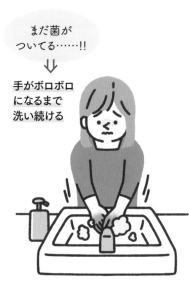

まだ菌が
ついてる……!!
↓
手がボロボロ
になるまで
洗い続ける

メタ解析によると、強迫観念と強迫行為には一定の相関があり、その強さによって4因子に分けられる。

（「Meta-analysis of the symptom structure of obsessive-compulsive disorder.」Bloch MH et al.,
American Journal of Psychiatry vol.165（12）：1532-1542, 2008 より作成）

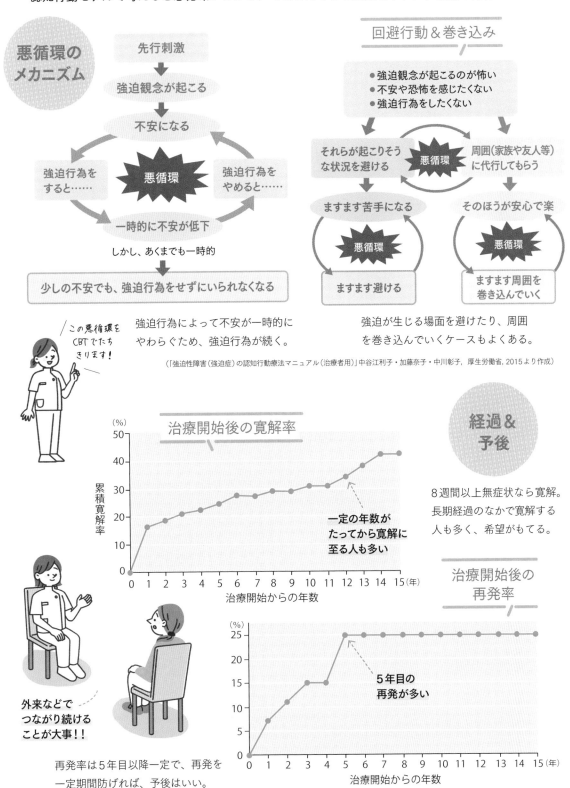

不安と強迫行為の悪循環で、症状が悪化していく

認知行動モデルで考えると悪循環がわかる。それをたちきる治療をすれば、寛解も期待できる。

悪循環のメカニズム

先行刺激
↓
強迫観念が起こる
↓
不安になる

強迫行為をすると……　　悪循環　　強迫行為をやめると……
↓
一時的に不安が低下

しかし、あくまでも一時的
↓
少しの不安でも、強迫行為をせずにいられなくなる

この悪循環をCBTでたちきります！

強迫行為によって不安が一時的にやわらぐため、強迫行為が続く。

回避行動＆巻き込み

● 強迫観念が起こるのが怖い
● 不安や恐怖を感じたくない
● 強迫行為をしたくない

それらが起こりそうな状況を避ける　　悪循環　　周囲（家族や友人等）に代行してもらう

ますます苦手になる　　　　そのほうが安心で楽
悪循環　　　　　　　　　　悪循環
ますます避ける　　　　　　ますます周囲を巻き込んでいく

強迫が生じる場面を避けたり、周囲を巻き込んでいくケースもよくある。

（「強迫性障害（強迫症）の認知行動療法マニュアル（治療者用）」中谷江利子・加藤奈子・中川彰子、厚生労働省、2015より作成）

経過＆予後

8週間以上無症状なら寛解。長期経過のなかで寛解する人も多く、希望がもてる。

治療開始後の寛解率

（％）縦軸：累積寛解率　横軸：治療開始からの年数（年）

一定の年数がたってから寛解に至る人も多い

外来などでつながり続けることが大事!!

治療開始後の再発率

（％）縦軸　横軸：治療開始からの年数（年）

5年目の再発が多い

再発率は5年目以降一定で、再発を一定期間防げれば、予後はいい。

（「Longitudinal course of obsessive-compulsive disorder in patients with anxiety disorders：A 15-year prospective follow-up study.」Marcks BA et al., Comprehensive Psychiatry vol.52（6）：670-677, 2011より引用）

073

治療&ケア

認知行動療法+SSRIで負のループを防ぐ

強迫性障害の治療では、認知行動療法の一種「ERP（曝露反応妨害法）」が高い効果を発揮します。通常は抗うつ薬のSSRIを服用し、不安をコントロールしながら進めます。

まずはCBTとSSRI。治療抵抗性ならほかの薬を試す

APA（アメリカ心理学会）で推奨されている治療の流れ。日本の臨床でもほぼ同じ。

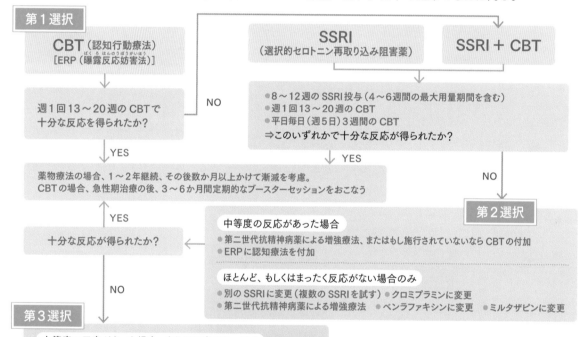

第1選択

CBT（認知行動療法）
[ERP（曝露反応妨害法）]

SSRI
（選択的セロトニン再取り込み阻害薬）

SSRI＋CBT

週1回13〜20週のCBTで十分な反応を得られたか？

NO

● 8〜12週のSSRI投与（4〜6週間の最大用量期間を含む）
● 週1回13〜20週のCBT
● 平日毎日（週5日）3週間のCBT
⇒このいずれかで十分な反応が得られたか？

YES

薬物療法の場合、1〜2年継続、その後数か月以上かけて漸減を考慮。
CBTの場合、急性期治療の後、3〜6か月間定期的なブースターセッションをおこなう

NO

第2選択

YES

十分な反応が得られたか？

中等度の反応があった場合
● 第二世代抗精神病薬による増強療法、またはもし施行されていないならCBTの付加
● ERPに認知療法を付加

ほとんど、もしくはまったく反応がない場合のみ
● 別のSSRIに変更（複数のSSRIを試す）● クロミプラミンに変更
● 第二世代抗精神病薬による増強療法　● ベンラファキシンに変更　● ミルタザピンに変更

NO

第3選択

中等度の反応があった場合、または反応がない場合
● 別の第二世代抗精神病薬に変更した増強療法
● 別のSSRIに変更　● クロミプラミンによる増強療法

ほとんど、もしくはまったく反応がない場合のみ
● D-アンフェタミン単独療法に変更　● トラマドール単独療法に変更
● オンダンセトロン単独療法に変更　● MAO阻害薬に変更

認知行動療法と、抗うつ薬のSSRIでの治療がまず推奨される。それ以外の薬を使うことはまれで、治療抵抗性の場合にかぎられる。

（「Practice Guideline for the treatment of patients with obsessive-compulsive disorder.」Koran LM et al., American Journal of Psychiatry vol.164（Suppl 7）: 5-53, 2007 より引用、一部改変）

SSRI抵抗性の予測因子

背景&症状
● 早発例（とくに男性）
● 初診時の全体的機能水準が低い
● 罹病期間が長い
● 強迫症状の内容が多彩
● 治療前の重症度が高度

併存症
● 社交不安障害、全般性不安障害、チック障害、統合失調型パーソナリティ障害の併存
● 境界性・回避性・強迫性パーソナリティの併存、併存するパーソナリティ障害数の多さ

強迫症状の特徴
● 対称性／整頓症状やため込み症状が優勢
● 性的／宗教的など、観念優位型
● 強迫性緩慢

罹病期間の長さ、ほかの精神疾患の併存などが治療抵抗因子となる。

（「強迫性障害の臨床像・治療・予後——難治例の判定，特徴，そして対応——」松永寿人，精神神経学雑誌 vol.115（9）:967-974, 2013より作成）

》未治療期間が短いと、薬への反応もいい

強迫性障害の予後を大きく左右するのは、DUP（未治療期間）。日本の調査では平均4.7年とされ、諸外国と比べて短い傾向にあります（Matsumoto Y et al., 2020）。DUPが短いとSSRIへの反応もよく、**寛解が期待できます。**

高用量を長期間投与することで、セロトニン活性が高まり、抗不安効果や抗強迫効果が得られると報告されています。

》避けてきた行動、対象に、徐々に慣らしていく

薬と同じく効果的なのが、認知行動療法の技法「ERP（曝露反応妨害法）」です。心理職などの立ち合いのもと、不安を感じる場面にあえて身を置きます。**不安を感じても、不安低減のための強迫行為をとらないことで（曝露反応妨害）、不安が徐々に弱まります。**不安や強迫にかかわる脳神経系の回路が変化し、悪循環をたちきれることがわかっています。

CBTのなかでも、ERP（曝露反応妨害法）が有効

保険適用で実施でき、厚労省のマニュアルに沿って下記の技法でおこなう。

行動分析

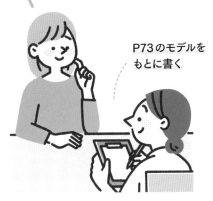

P73のモデルをもとに書く

認知モデルを使って、悪循環のパターンを一緒に見つけていく。

不安階層表

100	100：駅構内のトイレを使う
	90：電車やバスのつり革をつかむ
80	80：会社の洋式トイレを使う（座って用を足す）
	70：会社の和式トイレを使う
60	60：台所の生ごみを片づけて捨てる
	50：コンビニのゴミ箱にゴミを捨てる
40	40：道に落としたものを拾う
	30：お金を払っておつりを受け取る
20	20：室内で、床に落としたものを拾う
0	

どんな場面で不安を感じやすいかをあげ、不安の点数の高い順に並べる。

POINT
不安度が高すぎず、低すぎないものからチャレンジ

ERP（曝露反応妨害法）

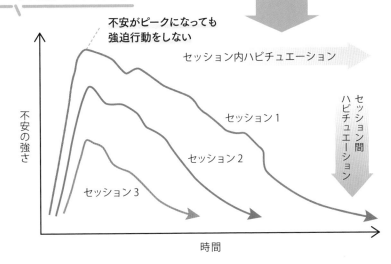

不安がピークになっても強迫行動をしない

セッション内ハビチュエーション

セッション間ハビチュエーション

不安の強さ

セッション1
セッション2
セッション3

時間

曝露反応妨害のセッションをくり返すうち、ハビチュエーション（馴化）が進み、不安が小さくなっていく。

コミュニケーション

困りごとにフォーカスして話を聞いていく

強迫行為のために生活がままならなくなり、入院してきた対象者には、まず安心感を感じてもらうことが先決。治療的関係を築きながら、ERPなどの治療のサポートをします。

》"やめられない"つらさと背景を理解して

病棟で出合う強迫性障害の多くは重症で、日常生活が破綻した状態で、やむなく入院してきます。

たとえば外出時の施錠にこだわる人では、家に閉じこもり、食品も買いに行けないなど。洗浄強迫では、手洗いで仕事にも行けなくなるほか、手の出血などの身体症状もあります。こうした状況で同居家族に連れられて、泣きながらやってくる人もいます。

もともと真面目で完璧主義の傾向があり、社会的に優秀とされてきた人が少なくありません。自分で自分をコントロールできないことに、苛立ちや絶望を感じていることもあります。その気持ちをまず受け止めて、あたたかく寄り添ってください。

》ERPのサポートをしながら、適度な介入を

信頼関係のなかで十分に休養してもらい、薬で不安が落ち着いてきたら、ERP（曝露反応妨害法 → P75）を検討します。心理職がおこなうこともあれば、ナースがおこなうことも。いずれの場合も、進行状況を把握したうえでサポートしていきます。

ERPの過程では、不安に耐えきれず強迫行為をおこなうなど、思うようにいかないこともあるはず。対象者は「またやってしまった」と感じ、落ち込みや焦りを抱くでしょう。そんなときは、挑戦できただけでも価値があると伝え、ポジティブ・フィードバックを心がけてください。失敗をくり返しながらも、必ず前に進むと信じてかかわります。

（ すぐには変われない。焦らず信頼関係を築こう ）

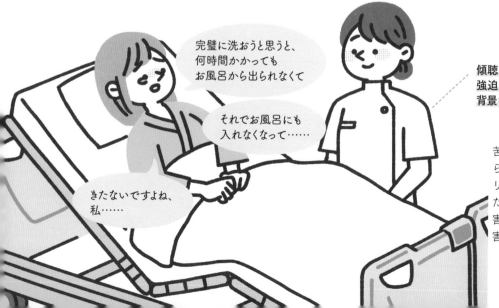

完璧に洗おうと思うと、何時間かかってもお風呂から出られなくて

それでお風呂にも入れなくなって……

きたないですよね、私……

傾聴しながら、強迫に至った背景も見ていく

苦しみに寄り添いながら、1人1人のストーリーを理解。頑ななこだわりの背景に発達障害やパーソナリティ障害などがないかも見る。

ERP 以外の場面でも、治療にとり組む姿勢を支える

環境整備や ERP のサポートのほか、家族のケアも大切にしたい。

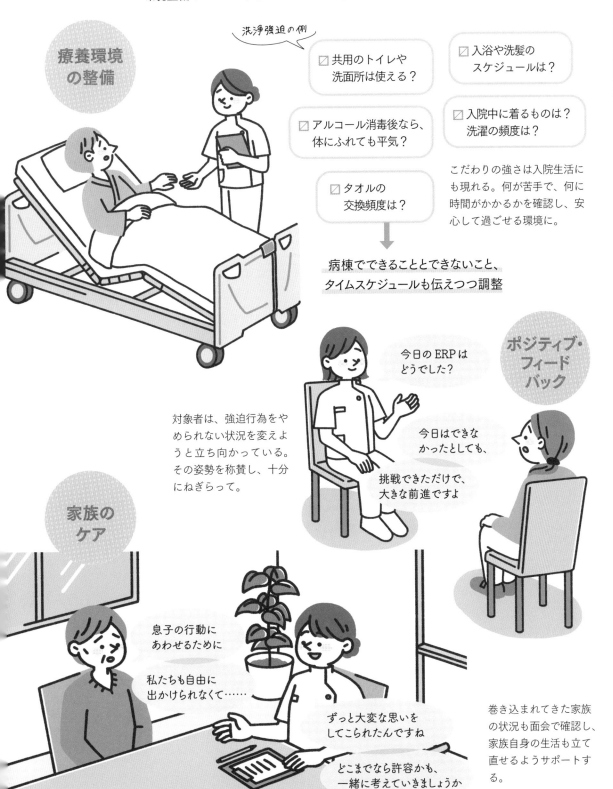

療養環境の整備

洗浄強迫の例

☑ 共用のトイレや洗面所は使える？

☑ 入浴や洗髪のスケジュールは？

☑ アルコール消毒後なら、体にふれても平気？

☑ 入院中に着るものは？洗濯の頻度は？

☑ タオルの交換頻度は？

こだわりの強さは入院生活にも現れる。何が苦手で、何に時間がかかるかを確認し、安心して過ごせる環境に。

病棟でできることとできないこと、タイムスケジュールも伝えつつ調整

ポジティブ・フィードバック

今日の ERP はどうでした？

今日はできなかったとしても、

挑戦できただけで、大きな前進ですよ

対象者は、強迫行為をやめられない状況を変えようと立ち向かっている。その姿勢を称賛し、十分にねぎらって。

家族のケア

息子の行動にあわせるために

私たちも自由に出かけられなくて……

ずっと大変な思いをしてこられたんですね

どこまでなら許容かも、一緒に考えていきましょうか

巻き込まれてきた家族の状況も面会で確認し、家族自身の生活も立て直せるようサポートする。

症状／経過

多くは神経性無食欲症で、長期化しやすい

摂食障害は社会的病理。やせ体型の女性がメディアでもてはやされ、小学生〜高校生の若年女性に誤ったボディイメージを植えつけています。最近は男性の対象者も増えてきました。

》体型管理に病的にこだわり、低体重に

摂食障害は、「神経性やせ症（AN）」「神経性過食症（BN）」「過食性障害（BED）」の3タイプに分けられます。とくに臨床で問題となるのは神経性やせ症。**ボディイメージが歪んでいて、体重が増えることを極度に恐れるのが特徴です。**その結果、正常体重の下限を大きく下回るほどやせてしまいます。

生命にも危険が及びます。メタ解析によると、10年間のフォロー時の死亡率は約5〜6％。同年代の人の5.9倍もの高さです（Mitchell JE & Peterson CB, 2020）。本人は病気と考えておらず、危機的と感じた家族の依頼で医療保護入院となる例もよくあります。

》パーソナリティ障害などの併存で複雑化する

それほど厳格な体重制限をするのは、本人にとってメリットがあるからです。**最大のメリットは、現実の困難やつらさからの回避。**受験などの時期に発症することもあります。やせによる達成感や優越感、周囲の関心も一因です。メディアによる誤った刷り込みの影響も大きく、アイドルへの憧れから、小学生で発症する人も増えています。

併存症の多さも特徴。摂食障害の3〜8割が、不安障害やうつ病、パーソナリティ障害、発達障害などの精神疾患を併発しています。**その場合は予後が悪化しやすく、パーソナリティ障害では自殺のリスクも高まります。**

併存症も多い。背景にある要因をよく見て

下のような併存症で、対人関係の問題なども抱えていることが多い。

気分障害
31〜89％
〉〉
うつ病が先行し、否定的な自己イメージをもっている場合と、摂食障害で社会生活が阻害されてうつ病に陥っている場合がある。

不安障害
23〜75％
〉〉
不安障害の既往か現症がある人が多く、強迫性障害と社交不安障害が最多。強迫性障害では体型・体重に加え、食へのこだわりも強い。

パーソナリティ障害
27〜93％
〉〉
回避性、依存性、強迫性のいずれかの障害が見られる。完璧主義で、傷つきやすさ、過敏さ、対人関係へのおそれがある。

自閉症スペクトラム障害
8〜37％
〉〉
こだわりの強さ、柔軟性のなさが特徴。コミュニケーションが困難なために対人関係の悩みを抱え、さらにこだわりを強める。

生命の危機に陥り、入院に至ることが多い

入院時は下記の徴候を念頭に置き、全身のアセスメントをおこなう。

症状

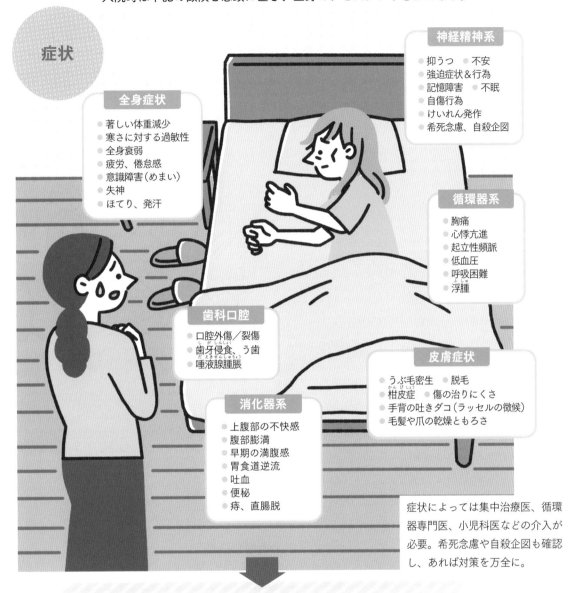

全身症状
- 著しい体重減少
- 寒さに対する過敏性
- 全身衰弱
- 疲労、倦怠感
- 意識障害（めまい）
- 失神
- ほてり、発汗

神経精神系
- 抑うつ　不安
- 強迫症状＆行為
- 記憶障害　不眠
- 自傷行為
- けいれん発作
- 希死念慮、自殺企図

循環器系
- 胸痛
- 心悸亢進
- 起立性頻脈
- 低血圧
- 呼吸困難
- 浮腫

歯科口腔
- 口腔外傷／裂傷
- 歯牙侵食、う歯
- 唾液腺腫脹

皮膚症状
- うぶ毛密生　脱毛
- 柑皮症　傷の治りにくさ
- 手背の吐きダコ（ラッセルの徴候）
- 毛髪や爪の乾燥ともろさ

消化器系
- 上腹部の不快感
- 腹部膨満
- 早期の満腹感
- 胃食道逆流
- 吐血
- 便秘
- 痔、直腸脱

症状によっては集中治療医、循環器専門医、小児科医などの介入が必要。希死念慮や自殺企図も確認し、あれば対策を万全に。

身体的／精神的安定化のための入院適応

食事を頑なに拒否するなどで、体力も低下し、登校もできなくなってくる。家庭での対応が困難になり、親の相談から医療保護入院となることも多い。

（「AED レポート 2016 第3版〈日本語版〉：摂食障害医学的ケアのためのガイド」日本摂食障害学会, 2016 より作成）

回復46.9%　改善33.5%　慢性化20.8%

119の予後研究のメタ解析より。約8割は改善・回復するが、慢性化する人も約2割。また長期に追跡するほど、死亡率が高くなっていた。

（「摂食障害の経過と予後」西園マーハ文, 脳21 vol.7 (4)：425-428, 2004 より）

治療&ケア

フィジカル安定が最優先。行動制限で体重を増やす

摂食障害では命の危険もあり、全身を管理しながら体重を戻すことが優先されます。
行動制限もきびしく、つらい時期が続きますが、支持的なかかわりでサポートを続けます。

治療的関係をつくり、心身を休めることから始める

命の危険があれば最初から入院で。その間も体重増加
を恐れる気持ちを受容し、心身を労って、関係を築く。

1 味方である（安心、休養）
2 理解と受容、ねぎらいと共感
3 疾患の外在化
4 有益な医学情報の提供
5 Stop ED talk
  （体型などについて言い争いをしない）
6 意志や希望の尊重
7 相談の場
8 自尊心を養う
9 コーピングのモデル（中庸、柔軟）

心理教育
具体的、実利、達成可能な目標

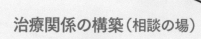

治療関係の構築（相談の場）

ストレス・負荷の軽減、休養

● 患者の勉強会
● 情報提供 HP
● 自助グループ

体重増加の動機づけ

● 家族サポートの会 ● DVD
● 家族のカウンセリング

安心できる療養の場
Safety needs を満たす

● 学校関係者の勉強会

● 自己主張、感情を言葉にする
● 認知の偏りの是正
● コーピングスキルの向上
● 頼む、断る、相談のスキル
● 家族・対人関係の改善　など

● 摂食障害特有の栄養指導
● 入院による栄養療法
● 在宅栄養療法

A　身体的治療（栄養療法）

B　精神的治療（コーピングスキル）

C　社会復帰支援

● 社会に出る不安や、ソーシャルスキルの未熟さ
　に対処し、社会復帰を援助する

（「神経性やせ症─病態と治療─」鈴木（堀田）眞理, 肥満研究 vol.23（3）：210-217, 2017 より引用）

≫ 苦しみに寄り添いながら、身体と栄養のケアを

　全身症状の安定を図りながら、体重増加をめざして治療を進めます。経口摂食がどうしても無理なら、まずは経管栄養か経静脈栄養での栄養療法を。ただし、**急に栄養をとることで、リフィーディング症候群（再栄養症候群）に陥る懸念もあります。**浮腫や心不全、呼吸不全、消化器症状、せん妄などが起きやすく、こうした徴候にも注意を払います。

≫ 入院治療では、行動制限で体重を増やす

　経管栄養、経腸栄養の場合も、できるだけ早く経口に切り替え、栄養療法を進めます。**基本は行動制限療法で、体重増加の程度に応じて、行動制限を緩和していきます。**

　体重増加の目標は週に1〜2kg。「食べたらまた太る」という恐怖感に寄り添いつつも、行動制限を正しく守れているか、日々チェックしていく必要があります。

入院での
行動制限
療法

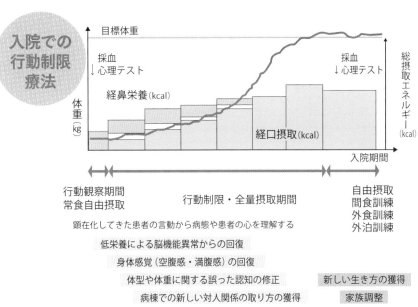

行動観察期間
常食自由摂取
　　顕在化してきた患者の言動から病態や患者の心を理解する
　　　　　低栄養による脳機能異常からの回復
　　　　　　身体感覚（空腹感・満腹感）の回復
　　　　　　体型や体重に関する誤った認知の修正
　　　　　病棟での新しい対人関係の取り方の獲得

行動制限・全量摂取期間

自由摂取
間食訓練
外食訓練
外泊訓練

新しい生き方の獲得
家族調整

体重が増えるたび
できる行動が増えます

行動制限の流れ。最初は床上での安静で、自由はなく、体重増加とともに制限が解除される。

（「行動制限を用いた認知行動療法」
河合啓介, 臨床精神医学 vol.42(5):
621-626, 2013より引用）

外来での
CBT-E

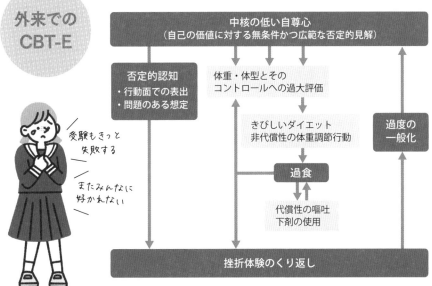

外来では摂食障害向けの認知行動療法（CBT-E）が有効。左図の悪循環をたちきる。

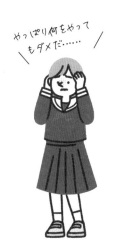

やっぱり何をやってもダメだ……

受験もきっと
失敗する

またみんなに
好かれない

（『Cognitive behavior therapy and eating disorders.』Fairburn CG, Guilford Press, 2008より作成）

コミュニケーション

「学校がつらい」など、環境面の課題も見ていく

発達障害やパーソナリティ障害の併存も多く、コミュニケーションが課題に。体重増加をめざす一方で、体重増加へのおそれも強く、その気持ちを受け止めながら支えていきます。

≫ ルールの逸脱にばかり、気をとられないで

摂食障害の入院治療では、行動制限の厳格なプロトコルが定められています。**入院初期はとくに、そこから逸脱しがち。**体重測定の際に下着に詰めものをしていたり、床上安静なのに隠れて腹筋していたり。ナースはそうした逸脱がないかチェックし、制限を守ってもらう監督役

でもあります。

一方で対象者の多くは、体重制限でしか達成感を得られないような、つらい人生を歩んできています。**ルールを厳格に守らせつつも、つらさに共感を。**ほめられた経験が少ない人も多いので、わずかな変化にも注目し、ポジティブ・フィードバックをしていきます。

心理的ステージによって、接しかたも変わる

行動変容の多理論統合モデル。変化には5つのステージがある。

Ⅰ 前熟考期
6か月以内に行動変容に向けた行動を起こす意思がない時期
〝変わりたくない時期〟

● 行動について考えたり話したりすることを避ける傾向にある
● 医療者は、説得や警告は最低限にし、患者の率直な考えや気持ちを聞く
● 行動変容する or しないことでどのように生活が変化するか想像を促す

Ⅱ 熟考期
6か月以内に行動変容に向けた行動変容を起こす意思がある時期
〝変わりたいけれど、変わりたくない時期〟

● 「変わりたくない気持ち」「治したい気持ち」の両方に耳を傾ける

Ⅲ 準備期
1か月以内に行動変容に向けた行動を起こす意思がある時期
〝変わる準備ができている時期〟

● わずかな行動変容でも見逃さずに称賛する
● 具体的に到達できそうな目標設定をする

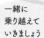

気持ちに気づいてこうして話してくれたことも、大きな変化ですよね

一緒に乗り越えていきましょう

Ⅳ 行動期
明確な行動変容が観察されるが、その持続が6か月未満である時期
〝変化のための試行錯誤の時期〟

● 行動が逆戻りしやすい時期
● 体重を増やしたくないと思うきっかけになる刺激を見つけて、押し負けないよう心の準備をする

Ⅴ 維持期
明確な行動変容が観察され、その持続が6か月以上続いている時期
〝変化を維持する時期〟

● ねぎらいや承認の言葉で行動を強化する

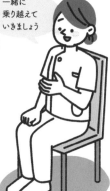

「変わりたいけど変わりたくない」段階から、変化への準備が徐々にできていく。

（「神経性やせ症（AN）初期診療の手引き」日本医療研究開発機構（AMED）障害者対策総合研究事業 精神障害分野「摂食障害の治療支援ネットワークの指針と簡易治療プログラムの開発」神経性やせ症の簡易治療プログラム作成ワーキンググループ, 2019より作成）

焦る気持ちや、変化へのおそれを受け止めていく

食べられるようになってからも、焦る気持ちなどでつらい時期が続く。

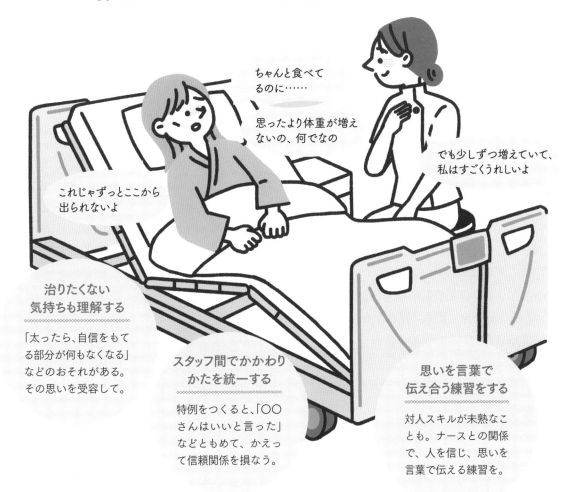

ちゃんと食べてるのに……

思ったより体重が増えないの、何でなの

でも少しずつ増えていて、私はすごくうれしいよ

これじゃずっとここから出られないよ

治りたくない気持ちも理解する

「太ったら、自信をもてる部分が何もなくなる」などのおそれがある。その思いを受容して。

スタッフ間でかかわりかたを統一する

特例をつくると、「○○さんはいいと言った」などともめて、かえって信頼関係を損なう。

思いを言葉で伝え合う練習をする

対人スキルが未熟なことも。ナースとの関係で、人を信じ、思いを言葉で伝える練習を。

≫ 希死念慮にも向き合い、予防のための手立てを

やせた体をよりどころに生きてきた対象者にとって、食べることを指示され、自由を奪われる日々は大きな苦しみです。希死念慮が生じても無理はありません。

死にたい気持ちがないか、入院時からアセスメントを続け、必要なら危険物預かりなどの対策を講じます。パーソナリティ障害を併存した人などでは、衝動的に自殺を図ることもあり、とくに頻回の見守りが必要。体重が増加して少し動けるようになった時期も、自殺のリスクが高く、注意を要します。

≫「つらかったけど、来てよかった」を目標に

目標体重を達成し、全身状態が安定したら、あっという間に退院の時期。ほとんどの場合、心理療法をしている余裕もありません。

それでも、治療的関係を振り返ることは重要です。この先の生活でストレスが生じたとき、どう対処するかも話し合っておきます。

望まない入院でも、「ここに来て、○○さんと出会えてよかった」と感じてくれたら大成功。残念ながら再発し、再入院に至ることもあります。そのときのためにも、医療職への信頼をもてていることは大切です。

症状／経過

主病名の背景に
発達障害があることも

発達障害を主訴に入院することはあまりありませんが、さまざまな精神疾患に併存し、
症状に関係していることも。日常のケアでも、特性を理解したかかわりが求められます。

》小児の6.5%が学習・行動の困難を抱える

文部科学省の報告によると、発達障害の可能性がある小中学生の割合は、全体の6.5%。学習面か行動面、またはその両方で、著しい困難を示すとされています。発達障害の概念が広く知られるようになったこともあり、診断される人の数も増えています。

おもなタイプは下の3つで、上述の調査ではLDが4.5%と最多。複数の障害をもつ人、知的障害をもつ人も少なからずいます。

》成人してはじめて診断される人も多い

大人の発達障害もあります。小児期にすでに診断されていた人もいますが、成人になって診断された人が大多数。職場不適応によるうつなどで精神科医療につながり、はじめて診断される人がめだちます。

反対に、小児期にADHDと診断された人で、成長とともに多動性、衝動性が低下し、診断基準を満たさなくなることも少なくありません。経過や予後は一様ではないことも知っておきましょう。

《 おもなタイプは3つで、併存例も多い 》

2つ以上の併存も多く、たとえばADHDの20〜50%にASDが併存。

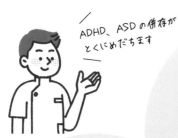

ADHD、ASDの併存がとくにめだちます

ADHD
注意欠如・多動性障害

多動性、衝動性、不注意が3大特徴

気が散りやすく、不注意によるミスが多い。順序立ててものごとを考えたり、やり遂げることもむずかしい。じっとしていられず、衝動的に動き回ってしまうのも特徴。

ASD
自閉症スペクトラム障害

関係性に困難があり、こだわりが強い

他者と気持ちを通わせたり、円滑にコミュニケーションをとることが困難。常同的・反復的な動作、こだわりの強さ、融通のきかなさも特徴。関心事への集中力は高い。

LD
限定性学習障害

読字・書字・算数のいずれかが困難

知的障害がないのに、読む・書く・計算する能力のいずれかに著しい障害がある。ただしまったく読み書きできないということはなく、障害の度合いには幅がある。

うつや双極性など、二次障害での入院が多い

ADHDを例に紹介。併存率はDuPaul GJら（2013）のメタ解析による。

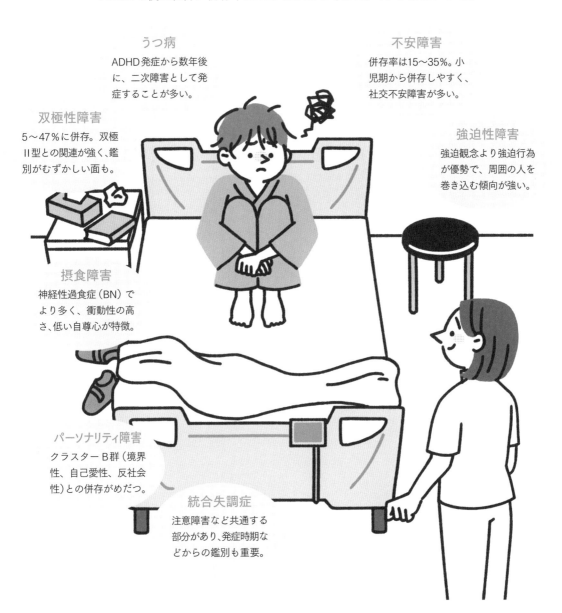

うつ病
ADHD発症から数年後に、二次障害として発症することが多い。

不安障害
併存率は15〜35％。小児期から併存しやすく、社交不安障害が多い。

双極性障害
5〜47％に併存。双極II型との関連が強く、鑑別がむずかしい面も。

強迫性障害
強迫観念より強迫行為が優勢で、周囲の人を巻き込む傾向が強い。

摂食障害
神経性過食症（BN）でより多く、衝動性の高さ、低い自尊心が特徴。

パーソナリティ障害
クラスターB群（境界性、自己愛性、反社会性）との併存がめだつ。

統合失調症
注意障害など共通する部分があり、発症時期などからの鑑別も重要。

》障害特性が、ほかの障害をまねくことも

発達障害単独で入院となる例はあまりなく、精神科病棟で出会うのは、その他の精神疾患との併存例です。**未診断の発達障害が隠されている対象者が多いのです。**

その他の精神疾患との併存が多い理由として、生物学的基盤の共通性も指摘されますが、まだ明確にはなっていません。

一方、心理・環境的な要因で起きる二次障害は、ある程度解明されています。発達障害があると、思うようにできない自分に否定的な感情を抱きがちです。周囲からの注意・叱責、対人トラブルも多い傾向にあり、いじめの対象となってしまうこともあります。**結果として自信や意欲を喪失し、うつ病などを発症しやすいとされています。**

治療&ケア

SSTなどで、生活に役立つスキルを身につける

発達障害は治療の対象というより、"どうすれば生きやすくなるか"の支援が重要。本人にもその工夫を身につけてもらいます。SSTなどで対人スキルを高めることも、今後に役立ちます。

検査結果から、知能と発達特性を理解する

WAIS-IV

FSIQ 全検査IQ
知能の一般因子の指標。IQ（知能指数）といえばこの数値をさす。

FSIQ（全検査IQ）からは知的障害の有無や程度が、下位項目では特性がわかる。

VCI
言語理解指標
語彙知識、一般知識、言語的推理など、言葉への理解力を見る。

2	類似
5	単語
9	知識
13	理解

PRI
知覚推理指標
図や空間などの視覚情報処理や、状況を見渡して推理・理解する力。

1	積木模様
4	行列推理
8	パズル
（12	バランス）
15	絵の完成

WMI
ワーキングメモリ指標
情報を脳内で一時的に保持し、処理する「ワーキングメモリ」機能。

3	数唱
6	算数
（11	語音整列）

PSI
処理速度指標
情報処理のスピード、集中力ややる気の維持、視覚的記憶力など。

7	符号探し
10	符号
（14	絵の抹消）

* カッコ内は補助下位検査

GAI 一般知能能力指標
知能の核心とされる、推理・応用力と知識の得点。FSIQとの差も重要。

スコアの見かたは覚えておこう！

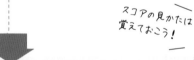

5領域のスコアをチェック

130≧…非常に高い　120〜129…高い　110〜119…平均より上　90〜109…平均
80〜89…平均より下　70〜79…低い　≦69　知的障害

FSIQの数値を上記基準で判断。さらに何が得意で何が苦手か把握し、支援につなげる。

ほかの検査を用いることも

WISC-V
WAIS-IVと同種の検査の小児版。5歳〜16歳11か月までが対象。

田中ビネー式
2〜13歳は精神年齢と知能指数を、14歳以上は偏差知能指数を見る。

KABC-II
各認知機能と学習習得度を見る。得意と苦手がひと目でわかる。

Vineland-II
日常生活への適応能力を調べる。生活支援に直接つなげられる。

》「発達障害かな？」と思ったら、まず検査

　うつ病などの精神疾患の対象者とかかわっていて、会話様式や行動に発達特性があると感じるときは、心理検査が必要です。発達障害疑いと伝える必要はなく、心理検査として受けてもらうといいでしょう。知的障害を疑う場合も同様です。

　検査の実施・評価は心理職がおこないますが、結果の見かたは、ナースも理解しておきたいところ。**治療上の説明や日常のケアでも、特性に配慮したかかわりができます。**

》気持ちを伝える、順序立てるなどのスキルを学習

　発達障害の治療には心理・社会的支援と薬物治療があります。ただし適用のある薬は、注意障害や衝動性を改善する抗ADHD薬のみ。**基本は心理・社会的支援であり、効果が不十分な場合に服薬を検討します。**

　まずは特性にあわせた環境調整が重要。ものごとを順序よく進められないなら、やるべきことを簡潔に1つずつ説明し、失敗を減らします。そのうえで、本人へのSSTなどを通じ、対人スキルや生活スキルを高めます。

本人にも家族にも支援が必要。ADHDでは薬も検討

入院中にできることはかぎられるため、
退院後に外来で継続できると理想的。

心理・社会的支援

知的能力にあわせた方法で、スキルを高める

以下のアプローチのほか、ADHDの情動制御障害に対するアンガーマネジメントもある。できない部分ばかり見ず、強みをいかして適応をよくする視点も大切。

環境調整	SST	行動療法
周囲のよけいな視覚情報をなくす、やるべきことを1つ1つメモにして貼っておくなど。	生活スキルの練習とともに、ロールプレイなどを通じて対人スキルも高めていく。	望ましい行動にはトークン（代用貨幣）を渡すなどで条件づけし、望ましい行動を強化。

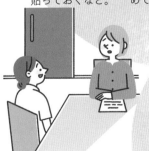

家族への心理・社会的支援

ペアトレやPCITでかかわりかたを学んでもらう

親のためのペアレント・トレーニングでは、強みを伸ばすかかわりなどを身につけてもらう。ASD児との愛着形成を促す「PCIT（親子相互交流療法）」などもある。

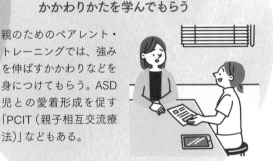

薬物治療

メチルフェニデートなど、計4剤の薬が使える

6歳以上のADHD児が対象。神経伝達物質の濃度を高めるなどして働きをよくし、実行機能や動機づけを高める。随伴症状の改善も期待できる。

薬物治療による随伴症状の予後

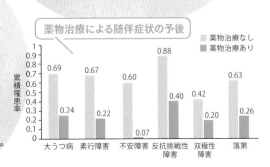

凡例：薬物治療なし／薬物治療あり
累積罹患率

	薬物治療なし	薬物治療あり
大うつ病	0.69	0.24
素行障害	0.67	0.22
不安障害	0.60	0.07
反抗挑戦性障害	0.88	0.40
双極性障害	0.42	0.20
落第	0.63	0.26

（「Do stimulants have a protective effect on the development of psychiatric disorders in youth with ADHD？　A ten-year follow-up study.」Biederman J et al., Pediatrics vol.124（1）：71-78, 2009／「発達障害児者への治療の実際」米山明, Monthly Book Medical Rehabilitation vol.155：21-36, 2013より引用）

不安やこだわりを
理解することから始めよう

発達障害は個人差が大きく、不安の対象やこだわりの内容もさまざまです。検査結果とともに、本人にも確認しながら特性を理解して、安心して過ごせるよう配慮します。

》 されていいこと、イヤなことは何？

ADHD、ASD、LDのいずれも、特性と考えてかかわることが大事。**同じ障害でも、それぞれの得意・不得意やこだわりがあります。それを理解してかかわりましょう。**

感覚過敏があれば、訪室時に大きな音をたてないように。体にふれるときも、これから何をするかをあらかじめわかりやすく伝えます。ASDでは衣類の素材などにも配慮が必要です。

》 臨機応変は苦手。訪室時間も明確に

発達障害がある人は、状況を理解して見通しをたてたり、融通をきかせるのが苦手です。声をかけられたとき、「少し待っててください」とあいまいに答えると、どの程度待てばよいかわからずパニックに陥ることも。「**15分後に行きます**」など、**時間を明確に伝えましょう。**検査の予定なども1つずつ付箋に書き、順番に貼っておくなどの工夫がいります。

大人と子ども、表現型の違いも理解しておこう

そのうえで、1人1人の特性をよく見て！

ADHDの場合。基本特性は同じだが、現れかたは年齢で違う部分がある。

子ども	子どものときの現れかた	大人のときの現れかた
多動性	●座っているときに落ち着いていることがむずかしい ●遊びや余暇活動におとなしく参加することがむずかしい ●過度におしゃべりをする	●落ち着かない感じ。タバコやコピーで頻回に離席する ●貧乏ゆすりなど、目的のない動き ●不用意な発言、おしゃべりのしすぎ
衝動性	●質問が終わらないうちにだしぬけに答えてしまう ●順番を待つのがむずかしい ●ほかの人がしていることをさえぎったり、邪魔したりしてしまう ●感情のコントロールがむずかしい	●思ったことをすぐ口に出したり行動に移してしまう ●衝動買いをしてしまう ●後で後悔するような衝動的判断が多い ●些細なことでかっとしやすい
不注意	●勉強などで不注意な間違いをする ●課題や遊びの活動で注意を集中し続けることがむずかしい ●興味のあることは集中しすぎてしまい切り替えがむずかしい ●話を聞いていないように見える ●課題や活動を順序立てておこなうことがむずかしい ●同じことをくり返すのが苦手 ●必要なものをなくしてしまう、忘れっぽい ●注意が長続きせず、気が散りやすい	●仕事などでケアレスミスをする ●忘れもの、なくしものが多い ●約束を守れない、間に合わない ●時間管理が苦手 ●仕事や作業を順序立てておこなうことが苦手 ●片づけるのが苦手

思ったことを衝動的に言うのも特徴。多少の失礼さは特性と捉えて。

（「発達障害の子どもから大人までの連続性―ADHDを中心にした検討―」小野和哉, 保健の科学 vol.60（3）：191-196, 2018より引用）

特性に応じたかかわりが、信頼関係構築の第一歩

特性を理解してかかわれば対象者も安心でき、治療やケアもスムーズになる。

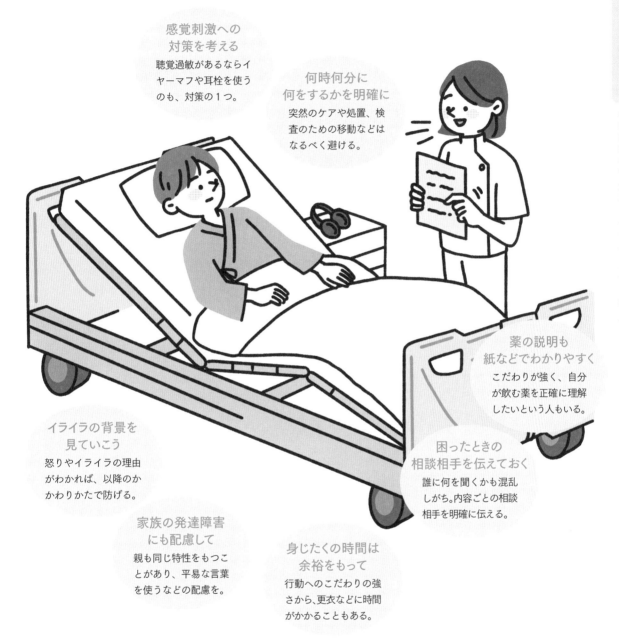

感覚刺激への対策を考える
聴覚過敏があるならイヤーマフや耳栓を使うのも、対策の1つ。

何時何分に何をするかを明確に
突然のケアや処置、検査のための移動などはなるべく避ける。

薬の説明も紙などでわかりやすく
こだわりが強く、自分が飲む薬を正確に理解したいという人もいる。

イライラの背景を見ていこう
怒りやイライラの理由がわかれば、以降のかかわりかたで防げる。

困ったときの相談相手を伝えておく
誰に何を聞くかも混乱しがち。内容ごとの相談相手を明確に伝える。

家族の発達障害にも配慮して
親も同じ特性をもつことがあり、平易な言葉を使うなどの配慮を。

身じたくの時間は余裕をもって
行動へのこだわりの強さから、更衣などに時間がかかることもある。

退院後や復職に向けた支援も、本人・家族と話し合う

発達障害があっても、地域生活はもちろん可能。本人と今後の希望を話し合い、家族やMHSW*（精神保健福祉士）とともに、退院後の生活、復職などを支える。

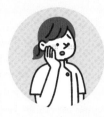

上司に指示された身体拘束、
本当に必要なのか疑問です……

先輩からのアドバイス

その視点があるのは素晴らしいこと！
チーム全体で、予防策を考えて

　精神障害がある人は、人権を侵害されてきた長い歴史があります。身体拘束や隔離もその1つ。近年は法整備も進んでいますが、それでも、身体拘束を受けている人は全国で1万人以上（精神保健福祉資料、2022）。認知症の増加などを背景に、調査開始年の2003年の2倍以上に増えています。まだまだ見直しの余地があるはずです。

　まずは身体拘束の3要件を満たすか、チーム全員でよく考えること。1つめは、自傷・他害のリスクが高いなど、切迫した状況にあること（切迫性）。2つめは、対象者や周囲の安全を守る方法がほかにないこと（非代替性）。そして3つめが、できるかぎり短時間で拘束をとくことです（一時性）。全医療機関に周知されている一方で、一部には「人手不足だからしかたない」「自分たちの安全のためにも早めに拘束」などの考えがいまもあります。しかし安易な身体拘束は、確実に対象者のトラウマに。病状が悪化することもありますし、医療者への不信感も募るでしょう。医療を拒みながら生活し、再入院してまた暴れる……という悪循環にも陥りかねません。

　どうしても拘束が必要な場合も、手段をよく考えます。ベルトによって身動きがとれない状態より、手指が使えなくなるミトンのほうが、自覚的苦痛は小さくすみます。自分でも一度経験してみると、体感としてはっきりわかるでしょう。

　そしてもっとも大切なのが、拘束を防ぐケアの視点。一度始めた拘束をとくのは容易ではありません。"1日でも早く拘束を外す"より、"1件でも拘束を減らす"を目標としたほうが、ずっと合理的です。たとえば自傷リスクが高い場合。人の気配がする環境では、自傷しにくい傾向があります。ナースステーションの目の前の保護室で過ごしてもらうだけでも、自傷リスクは下げられます。自傷・他害のリスクを十分アセスメントしたうえで、マンパワーをかけて、こうした工夫を積み重ねる。これが対象者の安全と尊厳を守るうえで、もっとも望ましいとり組みです。

　いまは上司に反論しにくいかもしれませんが、同じ考えをもつ仲間、先輩を1人でも見つけてください。自分たちの勤務帯では、短時間だけでも行動制限を解除し、少しずつ安全を確認するなどです。対象者にも拘束解除をめざしたい旨を話し、協力してもらえると、医師や上司の理解も得られるようになってきます。

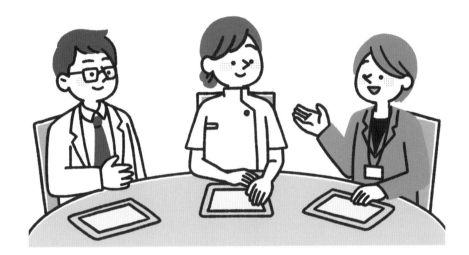

薬だけでは、再燃・再発を防げない

心理・社会的ケアで
リカバリーをめざす

寛解をめざす治療から、より包括的なリカバリーをめざす治療へ。
このような流れを考えても、心理・社会的ケアは欠かせません。
社会生活で困ったとき、再発の兆しに気づいたときにどうすればいいか。
対処法を身につけることで、今後の人生をよりよく生きることができます。

症状だけを見ず、BPSモデルで全体像を見る

ナースはプロの医療職。だからこそできるケアも多くありますが、医療の視点にばかりとらわれてしまうことも。心理学的、社会学的視点も含め、対象者を包括的に理解していきましょう。

BPSを意識すると、病気の背景も見えてくる

1977年に精神科医G・エンゲルが提唱。現在は医学でも心理学でも広く浸透している。

BPSモデル

Bio 生物学的

- ☑ 精神症状のアセスメント
- ☑ フィジカルのアセスメント
- ☑ 心身相関のアセスメント
- ☑ 薬物療法などの治療の影響

医学的に見た重症度や発症様式など。身体症状があれば、ストレスや精神症状と関連していないかも見ていく。神経伝達物質に対する薬理学的作用や、遺伝的要因も重要。

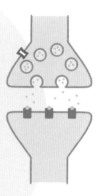

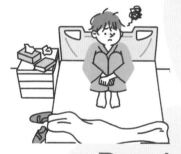

Psycho 心理学的

- ☑ 認知と行動
- ☑ 不安と防衛機制
- ☑ 悲嘆、喪失感、受容
- ☑ 発達段階 ☑ 障害受容
⇒治療とともに変わるので、継続的に見ていく

ものごとをどのように捉え、対処しているか。不安や悲嘆からどうやって心を守っているか。発達障害的な特性の有無や、自身の障害を受け入れられているかどうかも見る。

Social 社会学的

- ☑ 家族のアセスメント
- ☑ 環境のアセスメント
- ☑ 経済状態のアセスメント
- ☑ 社会資源のアセスメント

家族やパートナー、友人など、親密な他者の影響は大きい。家庭や職場、学校の環境、経済状態、社会資源の利用状況も、生きづらさにつながる要因として確認しておく。

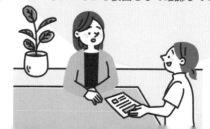

≫ 心と体はいつもつながっている

　精神疾患による苦しみや生きづらさは、医学モデルだけでは理解できません。心理学的・社会学的要因も関係します。**そこで必要なのが「BPSモデル」。対象者の問題を包括的に捉えるアプローチです。**たとえばうつ病の人では、神経伝達物質のセロトニンが減少しています。しかしそれだけでは発症せず、慢性的なストレスが加わってはじめてうつ症状が起こります。

≫ 社会とのつながり、サポートの有無も見る

　うつ病を引き起こす慢性的なストレスには、社会的要因も関係しています。つらいときに支えてくれる相手、相談機関の利用などがなければ、ストレスに対処できず、うつ症状を発症してしまうでしょう。今後の治療、退院後の生活支援においても BPSモデルは欠かせないもの。**生物学的要因に薬で対処するとともに、ソーシャルサポートを上手に使えるようにします。**

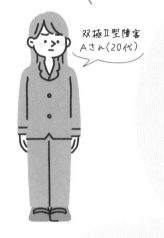

アセスメントの例

双極Ⅱ型障害
Aさん（20代）

Bio

うつ・躁症状	躁からうつへ変化。BDI-II 40点
心身症状	倦怠感、頭重
心身相関	うつへの変化にともない、現在の身体症状へ
薬物治療	抗精神病薬クエチアピン継続。服薬アドヒアランスは良好

　双極性障害のAさんを生物学的に見ると、うつ病相であり症状も重度。それが身体症状としても発現。そのため抗精神病薬で、ドパミンによる過剰な神経伝達を抑えている。

Psycho

認知と行動	自己否定的な認知、白黒思考が強い
不安と防衛機制	「ちゃんとやれないなら、やってもムダ」と、達成困難なことを恐れる
悲嘆・喪失感・受容	学業も優秀で大企業で働いていたこともあり、現状と障害を受け入れられずにいる

　幼少期から優秀で、「完璧にやれないなら無意味」「何かを成し遂げなければ、人に認めてもらえない」という認知があり、うつ症状と、障害受容の困難さにつながっている。

Social

家族	遠方の両親は健在だが、本人が連絡を拒否
環境	独居だが、恋人のサポートは得られる
経済状態	休職中だが手当は出ていて、収入はある
社会資源	職場以外の居場所とサポート利用が必要

　現在は独居。両親への信頼感がなく、家族に支援を求めるのを拒んでいる。ソーシャルサポートは十分ではないが、恋人や友人、収入、公的機関など、支えとなる資源はある。

高い目標を押しつけず、希望に沿って話し合う

どんなにすぐれた心理療法や作業療法も、本人の希望と意欲なしには効果を発揮しません。「このくらいできるはず」と決めつけたり、回復のためと押しつけることのないようにしましょう。

》回復度とできることは、イコールじゃない

入院当初は症状が重く、意思疎通が困難でも、しだいに改善してきます。**思考や会話がある程度でき、動けるようになってきたら、心理・社会的ケアを始めるタイミング**です。

このとき注意したいのが、高すぎる期待を課してしまうこと。医学的に回復が見られても、本人が意欲を感じられずにいることはよくあります。ささいな作業、日常生活動作がとても大変に思えて、圧倒されているかもしれません。病前の自己肯定感が低ければ、なおさらです。

心理・社会的ケアを進めるときは、「このくらいはできるはず」と決めつけず、対象者の意思を尊重してください。

》努力できない人、ルーズな人を責めないで

日常のセルフケアも同じです。病状が回復しているから、できて当然とはかぎりません。

入院中は休養と治療で精一杯ですし、人目にふれることもありません。**入浴や洗顔をせず、だらしない格好で過ごすのも、無理のないこと。**私たちだって、精神症状で入院すればそうなるのではないでしょうか？　自宅で過ごすときも、そんなに身ぎれいにはしませんし、雑な生活をしているものです。**高いレベルのセルフケアを求めたり、「セルフケア困難例」「入浴拒否が問題」などと決めつけないようにしましょう。**

いまのその人の状況、思いをもとに、どの程度のセルフケアが目標かを話し合います。

「私の人生を勝手に決めないで！」が、リカバリーの原点

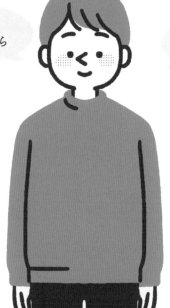

治療とケア

薬はこれからもちゃんと飲むから

失敗もするけど、人にあれこれ決められたくない

 必要なこと

- 服薬は本人を信じてまかせ、見守る
- セルフケア支援は、最小限にとどめる など

対象者の人生はその人のもの。失敗する自由もある。医療者の期待値を押しつけないようにしよう。

退院後の環境

親のところには帰りたくない

アパートで1人でやっていくんだ

 必要なこと

- 地域生活支援センターやデイケアの支援
- 生活力を身につけるための作業療法、SST など

"やらされ感"が生じないよう、本人の希望ありきで

医療者側が望むレールに乗せようとせず、希望と信頼ベースで目標を話し合おう。

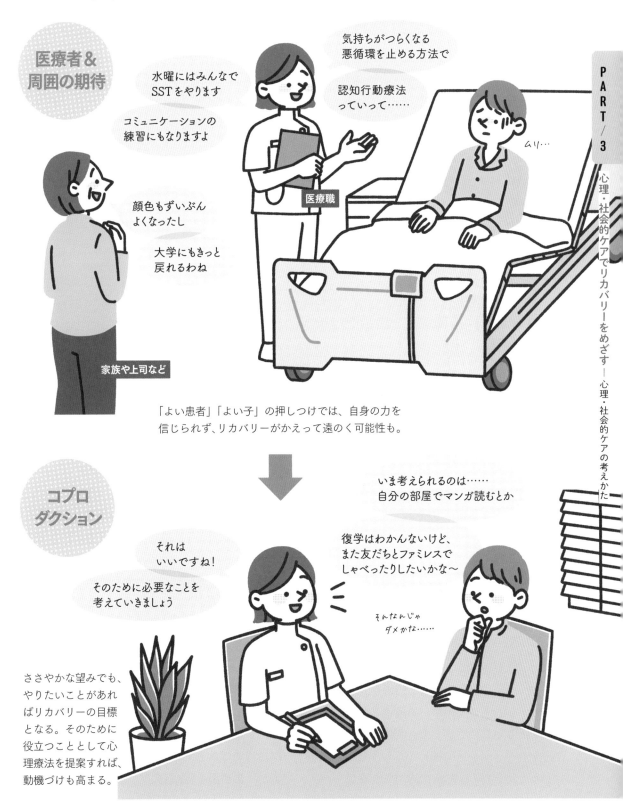

医療者＆周囲の期待

気持ちがつらくなる悪循環を止める方法で

認知行動療法っていって……

水曜にはみんなでSSTをやります

コミュニケーションの練習にもなりますよ

医療職

ムリ…

顔色もずいぶんよくなったし

大学にもきっと戻れるわね

家族や上司など

「よい患者」「よい子」の押しつけでは、自身の力を信じられず、リカバリーがかえって遠のく可能性も。

コプロダクション

いま考えられるのは……自分の部屋でマンガ読むとか

復学はわかんないけど、また友だちとファミレスでしゃべったりしたいかな～

それはいいですね！

そのために必要なことを考えていきましょう

そんなんじゃダメかな……

ささやかな望みでも、やりたいことがあればリカバリーの目標となる。そのために役立つこととして心理療法を提案すれば、動機づけも高まる。

セッションの流れ

場のルールを決めて、心理的安全を守る

SSTは、ストレスの多い社会生活をうまく乗り切るためのトレーニング。研修を受けたナースも実施でき、「リーダー」「コリーダー（副リーダー）」の2名でプログラムを進めます。

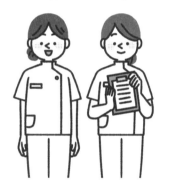

やってみよう！
SST

どんな方法？

社会的スキルを高めるトレーニング。ストレスへの対処能力を高め、社会復帰に役立てる

適した人は？

統合失調症がある人をはじめ、コミュニケーションなどに困難を感じるすべての人に向く

適した環境は？

ミーティングルームなどでグループでおこなうことが多い。個人用のプログラムも可能

保険適用は？

入院患者で適用され、1人あたり1日1時間・週1回以上が条件。ナースも実施できる

》行動変容に重きを置いた、認知行動療法

SST（社会生活スキルトレーニング）は、統合失調症の人が早期に退院し、地域で生活するために考案されたプログラム。ルーツは1970年代のアメリカです。考案者の精神科医R・リバーマンが1980年代に来日して以降、日本でも広く普及し、保険診療で実施できるようになりました。厳密には認知行動療法（→P104～）の一種で、行動面にアプローチするのが特徴です。

ストレスを感じる状況にどう対処するか。自分の思いをどのように伝え、円滑な人間関係を築くか。これらの課題に、構造化されたプログラムでとり組んでいきます。服薬管理や症状管理のプログラム（→P102）もあり、発達障害をはじめとする幅広い障害に適用できます。

》退院後の人間関係の練習にもなる

SSTは10人程度でおこなうのが一般的です。集団でおこなうことで、特定の場面を想定したロールプレイ（役割演技）を当事者どうしで実施でき、現実場面に近いコミュニケーション訓練に。同じ課題に皆でとり組むため、障害の程度にあまり差がないほうがいいでしょう。

スムーズに進行し、高い効果を得るには、場のルールを徹底することが大事。「人の発言を批判せず、いい部分をほめましょう」などのルールを最初に伝えます。とはいえ対人関係が苦手な人が多く、ときにはトラブルも生じます。それも1つの訓練。多少のトラブルなら、「批判ばかりではきらわれる」「脈絡のない行動をすると、皆が困る」などの学びになります。

お互いをほめあう、いい雰囲気づくりが大事

通常はリバーマンの基本訓練モデルに沿って実施。ルールを守って、いい雰囲気で。

基本訓練モデル

1　はじめの挨拶
2　新しい参加者の紹介
3　導入のリラクゼーションやウォーミングアップ
4　SSTの目的と約束を確認する
5　前回のセッションで設定した宿題を報告
6　今日の練習課題を明確にする

ここが本番！

7　ロールプレイを用いた練習課題を設定
8　ロールプレイのリハーサル
9　ロールプレイの本試行
10　正のフィードバックと修正フィードバックを受ける
11　モデリング（ほかの参加者に演じてもらい、観察学習）
12　修正した行動のリハーサル
13　課題と修正リハーサルのまとめ
14　次のセッションまでの宿題を確認

→ P98

15　感想と終わりの挨拶
16　次のセッションのお知らせ

最初は場の雰囲気をやわらげることが大事。メインはロールプレイで、参加者が実際に困った場面などをとり上げて、対処法を練習する。

参加のルール

約束ごととして毎回確認する。破る人がいれば、「ごめんなさい、この場ではそれはナシで」と進行役が介入する。

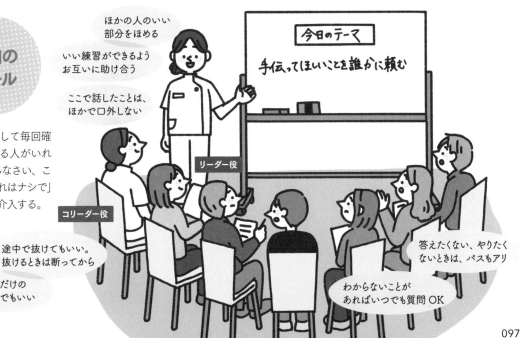

ほかの人のいい部分をほめる

いい練習ができるようお互いに助け合う

ここで話したことは、ほかで口外しない

リーダー役

コリーダー役

今日のテーマ
手伝ってほしいことを誰かに頼む

途中で抜けてもいい。抜けるときは断ってから

見学だけの参加でもいい

答えたくない、やりたくないときは、パスもアリ

わからないことがあればいつでも質問OK

SST 「気持ちを伝える」など、よくある場面で練習

SSTでは、現実の課題に沿ったロールプレイが重要。場面と人物の役割を決め、皆の前で演技をします。コミュニケーションスキル向上に役立つ、とても実践的な方法です。

いい部分をフィードバックしつつ、皆で高め合う

ロールプレイではフィードバックが大事。いい部分を積極的に肯定しつつ、皆の意見をもとに伝えかたを修正する。

課題設定

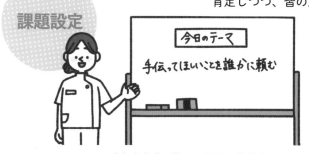

今日のテーマ
手伝ってほしいことを誰かに頼む

参加者自身が抱える課題を複数出してもらい、その日の課題を決める。

フィードバック

正のフィードバック

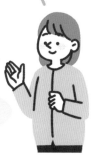

〜してもらえるとうれしいって、

すごくいい言いかた！いろんな場面で使えそう

リハーサル&本試行

やった後で、感じたことを話してもらう

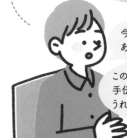
今日は調子があまりよくなくて、

この作業を手伝ってもらえるとうれしいんだけど……

いいですよ。どこからやりましょうか？

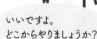

場面や人物の設定を決め、皆の前で演じる。未経験者が多ければスタッフがやってみせる。

修正フィードバック

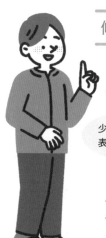

話の内容で、困ってることは伝わったけど

少し困った顔とか、表情をつけるといいかも！

よかった部分とともに、よりよく修正できそうなところを、ほかの参加者がフィードバックする。

≫課題を提出した人に、ロールプレイをしてもらう

お手本となる人を見本に、同じ行動をとることを「モデリング」といいます。その行動を称賛されれば、行動の機会は自然と増えるはず。学習理論における「正の強化」です。ロールプレイは、この理論をもとに構成されています。

まずは課題を提出した人が、皆の前でロールプレイを実践します。〝同僚の助けを借りる〟が課題なら、誰かに同僚役を演じてもらい、実演します。参加者たちは、演者のよかった点を積極的にフィードバック。改善点があれば、前向きな意見として指摘してもらいましょう。

≫フィードバック＆モデリングで、スキルアップ

フィードバック後は、修正点をもとに、別の参加者が実演。よりよい伝えかたができれば、参加者全員のモデリングが促進されます。

最後に、課題の提出者がもう一度実演します。最初のロールプレイより上手になっているはずなので、よかった部分を皆でほめましょう。拍手などをすると、称賛の気持ちがよりはっきり伝わり、学習効果が高まります。

学んだやりかたを、次回セッションまでに実行することも大事です。いつ、どんな場面で実行するかを宿題として約束し、締めくくります。

PART／3 心理・社会的ケアでリカバリーをめざす―SST

モデリング

修正点をとり入れつつ、ほかの参加者に実演してもらうことで、全員が観察学習できる。

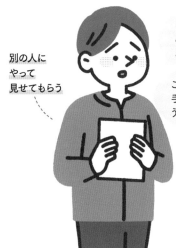

別の人にやって見せてもらう

じつは今日、あんまり調子がよくなくて……

この作業を手伝ってもらえるとうれしいんだけど

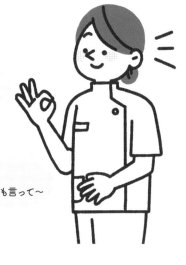

もちろん!!
困ったらいつでも言って〜

修正リハーサル＆宿題

最初の演技者が、観察学習の成果をもとにもう一度実演。次回までに実生活で実践することを宿題として、終了。

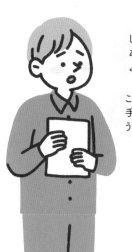

修正点をとり入れて再トライ!

じつは今日、あんまり調子がよくなくて……

この作業を手伝ってもらえるとうれしいんだけど

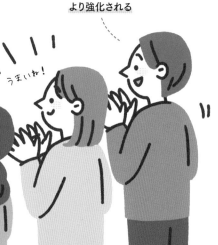

みんなのリアクションでより強化される

うまいね!

おおー

SST 困りごとの解決策を見つけやすくする

社会生活では、さまざまなものごとへの対処能力が必要。対処法のバリエーションが多いほど、仕事や生活でつまずきにくく、ストレスも減ります。これが問題解決技法訓練の効果です。

メンバーの力を借りて、ベストな案を採用

対処法を皆で考えることで、いつもの対処法にとらわれず、柔軟な対処が可能に。

問題解決技能訓練

1 問題や困っていることをあげる

2 その場面や状況をどう変えたいかを話す

3 いままでの対処行動をボードに書く

4 皆の質問、アイディアを募り、多様な選択肢をあげる

5 それぞれの選択肢の長所、短所を検討

6 物理的・経済的な理由も含め、絶対選択できない項目を本人にあげてもらい、選択肢を減らす

7 長所と短所をふまえ、選択肢の優先順位を決める

8 スタッフが専門的知識を伝え、社会資源についての情報と意見を伝える

9 必要に応じてロールプレイをおこなう

10 宿題として、次回セッションで報告してもらう約束をする

11 協力してくれたメンバーに感謝を伝える

仕事や日常生活など、いろんな問題を扱えます！

対処法のアイディア出しをおこない、どれか1つに決めたら、現実場面で試してみる。

レベルの差が大きいときは、個別に実施

障害の重さやスキルの差が大きいと、実践につながらない対処法ばかりあがることも。個別でプログラムを組み、1対1で実施する。

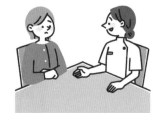

課題の例

相手の反応が怖くて、思ったことを言えない

友だちがほしいけど、自分から話しかけるのが苦手

躁のときに、躁と気づかずどんどん行動してしまう

早く寝ないといけないのに、ゲームをやめられない

バイト先ですぐ注文を間違えてしまう

》対処行動は、バリエーションが多いほどいい

　たとえば、ナースが日常的に抱える問題の1つに多重課題があります。点滴交換その他の業務が膨大で、最初は優先順位に悩みます。

　このような課題に対してどう対処すればよいかを学ぶのが、問題解決技能訓練。**基本訓練モデルと重なる部分もありますが、処理能力に焦点をあてているのが特徴です**。処理能力の低さには、リソースの乏しさが大きく関係します。そのため問題解決技法訓練では、皆で検討し、対処法のバリエーションを増やしていきます。

》実生活で試し、報告することに意味がある

　復職を目標とする人では、職場での困りごとなどが1つの課題。業務の優先順位のつけかた、はじめての業務へのとり組みかたなど、幅広い問題解決スキルが身につきます。障害が重い人では、より身近な課題をテーマに。「就寝時間を守る」なども立派な課題です。

　プログラムでよりよい対処法が見つかったら、実生活でさっそく実践を。次回のセッションでその結果を報告し、よかった部分、よりよく修正できそうな部分を皆で話し合います。

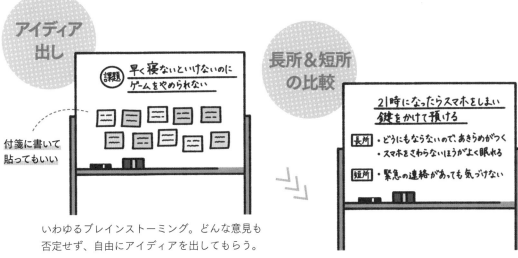

アイディア出し

付箋に書いて貼ってもいい

いわゆるブレインストーミング。どんな意見も否定せず、自由にアイディアを出してもらう。

長所＆短所の比較

各案の長所と短所をあげて、長所がより多く、短所が少ない案に絞っていく。実行可能性も大事。

選択肢の決定／実行

課題をあげた本人がベストな案を決定。実生活で試し、次のSSTで皆に結果を報告。

SST 服薬管理など、生活に必要な4つのスキルを高める

基本訓練モデルや問題解決技能訓練以外に、特定の目的のためのプログラムもあります。「症状に対処できない」「服薬を忘れてしまう」など、精神疾患を抱える人に多い課題に焦点をあてます。

服薬、症状管理、会話、余暇の4テーマがある

通常のSSTと同様、参加者の困りごとに焦点をあて、モジュールを選択する。

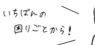いちばんの困りごとから！

服薬自己管理モジュール

- ☑ 抗精神病薬についての知識をもつ
- ☑ 正確な自己服薬と評価の方法を知る
- ☑ 抗精神病薬の副作用と対処方法に関する知識をもつ
- ☑ 服用に関する相談の技能をもつ

薬の知識とともに、服薬継続や専門家への相談スキルも高めていく。

症状自己管理モジュール

- ☑ 再発の注意サインを見つける：
  再発の早期介入の可能性について学び、再発の前駆症状を参加者それぞれが同定する
- ☑ 注意サインを管理する：
  注意サインをモニターし、必要時にはすぐ医療関係者に連絡できるよう練習する
- ☑ 持続症状に対処する：
  治療抵抗性の精神病症状への対処技能を身につける
- ☑ アルコール、覚醒剤、麻薬などの使用を避ける：
  物質乱用に代わる建設的な活動のレパートリーを広げる。また、適切な断りかたも学ぶ

症状悪化のサインを捉えて早めに対処すれば、再入院のリスクも減る。

基本会話モジュール

- ☑ 言語的・非言語的コミュニケーションを身につける
- ☑ 親しみのある会話を始める
- ☑ 親しみのある会話を続ける
- ☑ 会話を感じよく終える
- ☑ すべてのスキルを総合的に身につける

コミュニケーションが苦手な人には、挨拶や円滑な雑談のしかたも重要。

余暇活動のレクリエーションモジュール

- ☑ レクリエーション活動の利点を見出す
- ☑ レクリエーション活動の情報を得る
- ☑ レクリエーション活動に必要なものを見つける
- ☑ レクリエーション活動を始め、評価し続ける

退院後、余暇の過ごしかたに悩む人も。やりたいことを見つけておく。

》パッケージ化されていて、確実に進められる

モジュールとは、心理教育とSSTを組み合わせた学習パッケージ。**リバーマンが考案したモジュールは、「服薬自己管理」「症状自己管理」「基本会話」「余暇活動」の4つです。**いずれも精神疾患をもつ人が、退院後の生活で悩まされる課題といえます。ビデオ教材もあり、心理教育から始まる一連のプログラムを確実に実行できます。

どのモジュールも、対象者自身が必要性を感じていることが大事。**退院後の希望、目標を話し合ったうえで、そのためのスキルとして、参加意欲を引き出します。**退院が目標なら、そこに焦点をあて、服薬や症状とのつきあいかたを学んでもらいます。「友だちがほしい」が目標なら、基本会話モジュールが役立つでしょう。

》会話では、ロールプレイも必ずおこなう

最近ではどの精神疾患でも、背景にある発達障害、併存症が注目されています。その場合はとくに、コミュニケーションの困難さが問題となりがち。「医師やMHSWに希望を言えない」「薬の悩みを医師に伝えられない」などの悩みが、治療中断につながることもよくあります。

どのモジュールにとり組むときも、ロールプレイで伝えかたの練習をしておきましょう。よかった部分には積極的にポジティブ・フィードバックをおこない、自信をつけてもらいます。

セッション中だけでなく、日常のコミュニケーションでもフィードバックを。ナースコールで呼ばれたときも、「困りごとを伝えてくれてうれしい」「何が問題かがよく伝わった」などと応答し、よい行動を強化していきます。

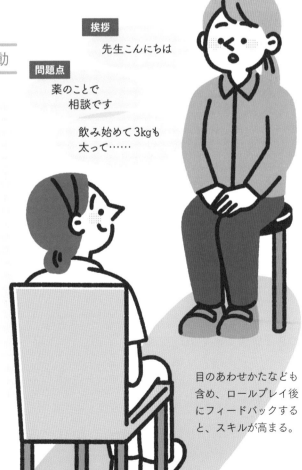

服薬自己管理の例

医師に対して必要な行動

挨拶
先生こんにちは

問題点
薬のことで相談です

飲み始めて3kgも太って……

1 感じよく挨拶する
2 自分に生じている問題を具体的にあきらかにする
3 問題が生じている期間を伝える
4 不快さの程度を表現する
5 具体的な手立てを要求する
6 忠告や指示を復唱して正しく理解する
7 効果出現までにかかる日数を尋ねる
8 援助に感謝する
9 適切に視線をあわせる
10 適切な姿勢をとる
11 はっきり聞きとれるように話す

医師に対して希望を言えない人も多く、挨拶からの流れをロールプレイで練習しておく。

目のあわせかたなども含め、ロールプレイ後にフィードバックすると、スキルが高まる。

認知行動モデル

認知-行動-気分-体の つながりを、図で共有する

医療機関でできる心理療法として、近年急速に広がっているのが認知行動療法（CBT）です。
まずは認知行動モデルを使い、対象者とともに問題の構造に気づくことから始めます。

やってみよう！
認知行動療法

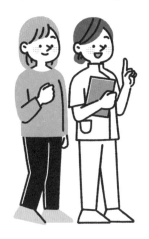

どんな方法？

気分-認知-行動-体の
つながりに着目し、認
知と行動の変容をめざ
すアプローチ

適した人は？

うつ病、不安障害をは
じめ、幅広い疾患に。
論理的に考えたい人に
はとくに向いている

適した環境は？

面談室などで個別にお
こなうほか、グループ
でおこなう集団認知行
動療法もある

保険適用は？

うつ病、双極性障害、
不安障害、強迫性障害、
PTSD、摂食障害は、健
康保険でできる

》ものごとの捉えかたで、心がつらくなる

　どの精神疾患も、遺伝などの生物学的要因だ
けで発症、悪化するわけではありません。発症
や悪化には心理的要因が関係します。**とくに影
響するのが、心がつらくなりやすい認知（もの
ごとの捉えかた）や行動のパターン。**そこで、
気分-認知-行動-体のつながりに注目し、認知
や行動を変えていくのが「認知行動療法」です。

　**最大のメリットは、症状とのつきあいかたを
自分で学び、身につけられることです。**どんな
状況で、どんな考えが浮かんで心がつらくなるか。
どうすれば気分の悪化を防げるか。こうした理
解とスキルの獲得は、再発予防にも役立ちます。
症状と上手につきあいながら、リカバリーをめ
ざすうえで欠かせないスキルといえます。

》うつや不安、強迫性障害など、幅広い疾患に

　認知行動療法は、1960年代に開発された心理
療法です。当初はうつ病へのアプローチでした
が、現在は疾患ごとにアレンジされた手法が世
界的に普及しています。エビデンスが豊富なこ
とから医療機関でも推奨され、日本でも保険適
用に。**うつ病、双極性障害、不安障害、強迫性
障害などが対象で、厚生労働省のマニュアルに
沿って、医師や看護師が実施するのが原則です。**

　ストレスケアや疾患予防の効果も高く、産業・
教育領域などで予防的に活用することも増えて
います。まずはセルフヘルプ本で、自分自身の
ストレス、悩みにとり組み、効果を実感してみ
てください。流れやコツをつかむことができ、
対象者への実施がスムーズになります。

つらくなるパターンがわかると、対処もしやすい

下のようなシートで問題の構造をつかむ「ケース・フォーミュレーション」から始める。

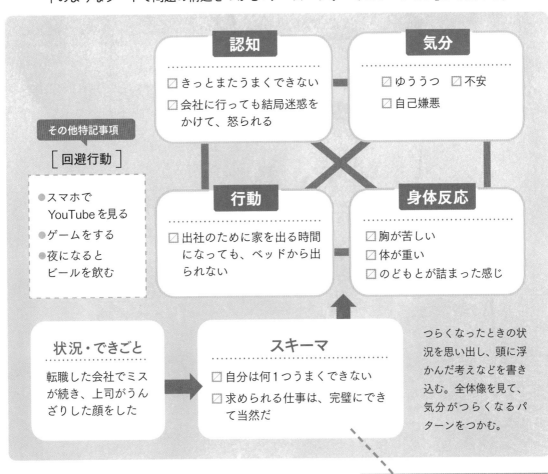

認知
- ☑ きっとまたうまくできない
- ☑ 会社に行っても結局迷惑をかけて、怒られる

気分
- ☑ ゆううつ　☑ 不安
- ☑ 自己嫌悪

その他特記事項
[回避行動]
- ●スマホでYouTubeを見る
- ●ゲームをする
- ●夜になるとビールを飲む

行動
- ☑ 出社のために家を出る時間になっても、ベッドから出られない

身体反応
- ☑ 胸が苦しい
- ☑ 体が重い
- ☑ のどもとが詰まった感じ

状況・できごと
転職した会社でミスが続き、上司がうんざりした顔をした

スキーマ
- ☑ 自分は何1つうまくできない
- ☑ 求められる仕事は、完璧にできて当然だ

つらくなったときの状況を思い出し、頭に浮かんだ考えなどを書き込む。全体像を見て、気分がつらくなるパターンをつかむ。

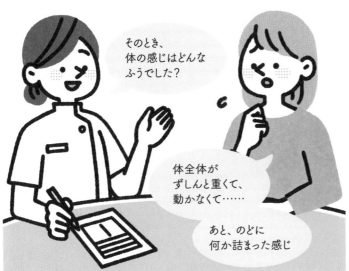

そのとき、体の感じはどんなふうでした？

体全体がずしんと重くて、動かなくて……

あと、のどに何か詰まった感じ

上図のように書き込んだシートを一緒に見て、気づきを促す過程も大事。

スキーマには3つのパターンがある

自己についてのスキーマ
例
- ●何でもちゃんとやれなきゃいけない
- ●みんなに好かれないといけない
- ●自分は何をやってもダメ。できそこないだ　など

他者についてのスキーマ
例
- ●みんなが私をバカにする
- ●世の中の人はみんな冷たい
- ●自分以外の人たちは優秀だ　など

将来についてのスキーマ
例
- ●この先もいいことなんてない
- ●自分は一生孤独だ
- ●再就職も結婚も、まずムリ　など

日常的に浮かぶ考えを思い起こしていくと、おおもとにある思考の枠組み「スキーマ」が見えてくる。

セッションの流れ

話がそれないよう、
アジェンダを決めて進める

健康保険でおこなうCBTは、1回50分・計12〜16回が基本です。かぎられた時間で効果を
出すためにも、治療構造を説明し、その日のテーマの明確にしてセッションを進めます。

うつ病の場合、計16回の面接が基本

4回目までで問題を明確化し、5回目以降で、中核的なワークにとり組む。

Stage1
（1〜2回目）
- 症状、経過、成育歴などの問診
- 病気、認知モデル、治療の流れについての説明

CBTの流れを説明するとともに、症状や困りごとなどの情報を収集。

Stage2
（3〜4回目）
- ケースフォーミュレーション（→ P105）
- 問題リストの作成
- 週間活動記録表（→ P110）などのホームワーク

認知行動モデル（→ P104）をもとに問題の構造を理解し、対象者と共有。

Stage3
（5〜6回目）
- コラム法（→ P108）を使って、できごとと気分、自動思考の関係に気づく
- とくに問題となる自動思考の内容を明確にする

直近のできごとから、認知（考え）と気分の関係、認知の偏りを見る。

ソクラテス式
問答を基本に

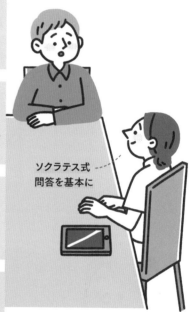

Stage4
（7〜12回目）
- コラム法で自動思考を検証する
- 認知の偏り以外に、現実的な問題がないかを検証

いつもの認知の偏りを検証し、現実に即した適応的な認知を見つける。

Stage5
（13〜14回目）
- スキーマについて理解する
- 下向き矢印法（→ P109）などで、問題となっているスキーマを見つける

いつもの認知のおおもとにある「スキーマ」を見つけ、変容を図る。

この時点では
問題に
気づく力も
高まっている

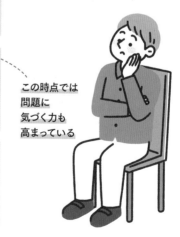

Stage6
（15〜16回目）
- 治療全体を振り返り、変化した点とその方法を確認
- 再発予防のために、今後の心配点や悪化したときの対処法などを話し合う

セッションを通じて得られたことを振り返り、今後の対処法も話し合う。

≫ 傾聴しながらも、治療構造はしっかり守る

どんな心理療法も治療的関係のうえに成り立つもの。対象者の思いに心からの関心を寄せ、傾聴する姿勢は不可欠です。一方で、治療構造も大事。最大の困りごとをとり扱い、治療のゴールへと進むための枠組みのようなものです。

セッション開始時に近況を尋ねた際、いろんな話題が出たときは、優先的に話し合いたいことを尋ねてアジェンダ（議題）を明確にします。

≫ ホームワークで、セルフケア能力を高める

アジェンダを明確にしたら、本題の前にホームワークの確認をします。セッションのたびに出す課題で、セッションで得た成果を自分のものにするという重要な役割を担っています。

入院中は、入院生活でもできるワークを考えて。たとえば認知の変容にとり組んだなら、入院生活で困った場面について、気分と認知、適応的な認知を記載してもらうなどです。

1回の面接のうち、30分弱をアジェンダにあてる

導入時に対象者の話をひたすら聞いていると、本題を扱えなくなるので注意して。

面接の導入 5～10分間

1 チェックイン

開始15分前に来て、症状の重さを測る質問紙票に記入してもらう。開始後は前回セッションからの変化を聞く。

2 アジェンダの導入

今日話したいことを確認し、アジェンダ（議題）を明確に。この1週間で大きな問題があれば、それを扱ってもいい。

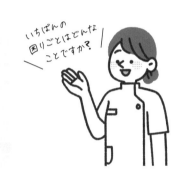

いちばんの困りごととはどんなことですか？

面接のメイン 30分間前後

3 ホームワークの確認

前回出したホームワークを見せてもらい、そこで得られた気づきなどを共有。できなかった場合は対象者を責めず、何が妨げとなったか聞いて、実行しやすい方法を話し合う。

4 アジェンダの話し合い

いよいよ本題。マニュアルに記載のツールを使う。うつ病の場合は、認知の偏りに気づくためのコラム法が役立つ。不安障害などでは体を使ったワークをおこなうことも。

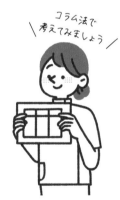

コラム法で考えてみましょう

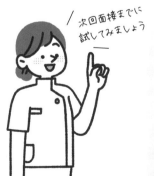

次回面接までに試してみましょう

面接のまとめ 5～10分間

5 次のホームワークの設定

その日の対話とワークで得られた成果を実生活でいかしてもらう。いつ何を実施するか、すべて明確に。実生活で、今後1人で対処していく力がつく。

6 話し合いの要約と感想

その日の対話とワークの内容、得られた成果をまとめ、疑問点などがないか確認する。対象者が感じたことや、面接についての要望なども話してもらう。

いつもの自動思考を適応的な認知に変える

認知行動療法の中核となるのが、認知の変容です。いつものものの見かたについて、「本当にそうだろうか」「別の見かたはないか」と検証し、より適応的な認知ができるように導きます。

自動思考に反証し、気分の変化を確かめる

7つのコラム 心がつらくなった場面を思い出し、そのときの気分や認知を見直していく。

状況	調子が悪く、家族の夕食をつくれなかった。仕事も休んで1日横になっていた
気分（確信度%）	罪悪感 95%　　みじめ 90%　　ゆううつ 85%
自動思考	●夕食のしたくはできて当然の家事なのに、できなかった ●仕事でも、職場の皆に迷惑しかかけていない ●1日横になっているだけで、何の役にも立っていない
根拠	●ほかの女性たちは、仕事をしながらちゃんと家事をしている ●母親なら、子どもに栄養のある食事をつくるのは当然の役目だ
反証	●うつ病の症状なんだから、しかたない　●ほとんどの日は食事をつくれている ●家事ができるかだけで、妻や親としての価値は決まらない ●先生も、「調子が悪い日は休むのが仕事」と言っていた
バランス思考・プラン	ときには調子が悪く、何もできない日があるけれど、月に数日のことだ。できる日にちゃんとやればいい
心の変化	罪悪感 60%　　みじめ 50%　　ゆううつ 50%

反証が多いほどいい。7つのコラムに慣れたら、根拠や反証はとばして作成しても OK。

気分の種類

ゆううつ　不安　悲しい　怒り　苛立ち
困惑　恥　罪悪感　くやしい　おびえ
心配　神経質　パニック　無我夢中
興奮　激怒　不満　失望　屈辱感
みじめ　傷ついた　怖い　誇らしい
楽しい　うれしい　快い　愛情　など

↓

考えられるかぎりいちばん強い気持ちを100%として、何%の強さ？

自分の気分を同定できない人もいる。
必要なら言葉のリストを見せて。

反証のヒント（推論の誤り）

感情的決めつけ	証拠がどこにもないのに、ネガティブな結論を導き出す
心のフィルター	いいことも多くあるのに、ささいな悪いことに注意が向く
過度の一般化	わずかなできごとを、すべてのものごとにあてはめる
拡大解釈と過小評価	自分の失敗や短所は大きく、成功や長所は小さく捉える
個人化（自己非難）	関係ないことまで自分に関連づけて、自分を責める
白黒思考	0か100かでものごとを捉え、ほどほどでいいと思えない
結論の飛躍	否定的な予測に従って行動し、予測をますます信じ込む

認知の偏りは上の7つに集約される。これを使うと反証を考えやすい。

》いつもの思考に対し、たくさんの反証をあげる

認知を変えるときは、無意識のうちに頭に浮かぶ「自動思考」に焦点をあてます。たとえば今日1日、誰からも連絡が来なかった場合。「自分は誰にも必要とされない」という自動思考が浮かぶと、ゆううつさや孤独感が増すでしょう。しかしこの考えに根拠はありません。LINEやメールが来ない日もあって当然。自分自身を顧みても、誰にも連絡しない日があるはずです。

このような反証を、いかに多く見つけられるかが肝心。それをもとに、現実に即した適応的認知を考えます。答えや結論を提示せず、自分で結論にたどり着けるようにする「ソクラテス式問答」で進めるのが理想的です。

》「自分は無価値」などのスキーマも見直す

自動思考の変容にくり返しとり組むと、コツがつかめてきます。いつもの思考が再び浮かんだときにも、別の見かたを探せるようになるはずです。習慣化すると、抑うつや不安などのネガティブな気分も低減してきます。

ただ、適応的思考を心から信じられず、もとの思考に戻ってしまう人も。そんなときに有効なのが、スキーマの変容です。**スキーマとは、その人が人生で培ってきた強固な価値観、信念のこと。スキーマへの反証を見つけ、より現実的なスキーマに変えられると、偏りのある自動思考が浮かびにくくなります。**自分自身がもつ本来の価値にも気づけるでしょう。

自動思考の根底にある、スキーマに気づく

自動思考のおおもとにあるスキーマまで扱えると、根本的治療となる。

スキーマの影響

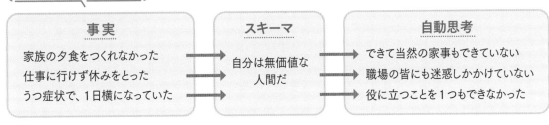

事実	スキーマ	自動思考
家族の夕食をつくれなかった 仕事に行けず休みをとった うつ症状で、1日横になっていた	自分は無価値な 人間だ	できて当然の家事もできていない 職場の皆にも迷惑しかかけていない 役に立つことを1つもできなかった

自動思考を並べてみると、背景には共通のスキーマがあるとわかる。

スキーマ同定法

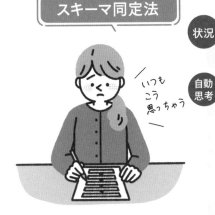

問題となる自動思考について、その意味をくり返し問い、おおもとにあるスキーマを探る。

いつもこう思っちゃう

状況 調子が悪く、家族の夕食をつくれなかった

自動思考 夕食のしたくは当然のことなのに、できなかった

それは何を意味しているか？

妻としても親としても、役割を果たせていない

それは何を意味しているか？

私が妻や親でなければ、皆もっと幸せだっただろう

それは何を意味しているか？

スキーマ 私は無価値で、いないほうがいい人間だ

3パターンでやってみよう

自己について 自分は無価値、自分は誰にも愛されない、など。

他者について 他者は皆冷たい、社会はつらくきびしい、など。

将来について 孤独な人生を送る、いいことは何もない、など。

行動の変容

活動量を増やすことで、うつ症状を改善できる

認知行動療法では、認知の変容に加え、行動的アプローチもとり入れます。うつ病の場合は行動活性化が効果的。気分が少しよくなる行動を探し、日常的な活動量を増やしていきます。

行動と気分の関係を、セルフモニタリングする

週間活動記録表

1週間分の活動を記録。そのときの気分も0〜100点で数値化し、記入する。

入院中は、入院の生活でOK

問題となる気分： 抑うつ

時間	4月1日(月)		4月2日(火)		4月3日(水)		4月4日(木)		4月5日(金)	
6:00〜7:00										
7:00〜8:00	起床	70	起床	70	起床	50	起床	45	起床	35
8:00〜9:00	朝食、服薬	70	朝食、服薬	70	朝食、服薬	45	朝食、服薬	40	朝食、服薬	30
9:00〜10:00	臥床	80	臥床	80	院内散歩	30	診察	30	院内散歩	25
10:00〜11:00	↓	80	↓	85	マンガ	30	院内散歩	25	読書	25
11:00〜12:00	↓	90	↓	85	↓	30	読書	30	↓	30
12:00〜13:00	昼食	70	昼食	75	昼食	30	昼食	30	昼食	30
13:00〜14:00	スマホ	70	臥床	85	シャワー浴	30	シャワー浴	30	シャワー浴	35
14:00〜15:00	↓	80	スマホ	85	マンガ	35	病棟レク	25	作業療法	30
15:00〜16:00	臥床	80	CBT	50	CBT宿題	25	隣室の人とおしゃべり	20	他メンバーとおしゃべり	25
16:00〜17:00	テレビ	80	テレビ	55	↓	30	読書	25	スマホ	30
17:00〜18:00	↓	80	↓	50	テレビ	40	↓	30	読書	30
18:00〜19:00	夕食	70	夕食	40	夕食	30	夕食	30	夕食	30
19:00〜20:00	テレビ	80	面会	30	スマホ	40	スマホ	40	外泊準備	35
20:00〜21:00	↓	80	マンガ	35	↓	50	テレビ	40	テレビ	30
21:00〜22:00	就寝	80	就寝	30	就寝	55	就寝	35	就寝	25
22:00〜23:00										
23:00〜24:00										

完成した表を見ると、どんな行動のときに気分がよくなったり、悪くなったりしたかの傾向がつかめる。

》ゆううつで寝ていると、もっとゆううつに

認知と行動はつねに連動しています。**そのため認知行動療法では、行動を変えるワークもとり入れ、認知と気分の改善をはかります。**

うつ病の場合は、行動活性化が定番のワークで、厚生労働省のマニュアルにも含まれています（→ P104）。うつ気分のときには、「ゆううつだから何もできない」と考えがち。気分ありきで行動を決めている状態です。**けれど実際には順序が逆で、行動をすることで気分を変えていけるのです。**

そこで週間活動記録表を用い、気分と行動の関係を明確にします。少しでも気分がよくなった行動を見つけ、頻度を増やしていきます。

》退院後も記録し、習慣にしてもらう

入院中は、入院生活での気分の変化を記録します（左表参照）。行動の種類はかぎられますが、「スマホを見ているより、散歩したほうが気分がいい」などの気づきが得られます。

そして、肝心なのが退院後。**自分で生活を管理するうえで、非常に重要な役割を担います。**「外出予定がなくても、朝歯を磨くと気分がいい」など、セルフケアに役立てられます。

うつ病以外でも、各疾患に適した行動的アプローチがあります。不安な行動に徐々に馴らしていく「エクスポージャー」、強迫行動を減らす「曝露反応妨害法」（→ P75）などです。厚生労働省のマニュアルをもとに実践しましょう。

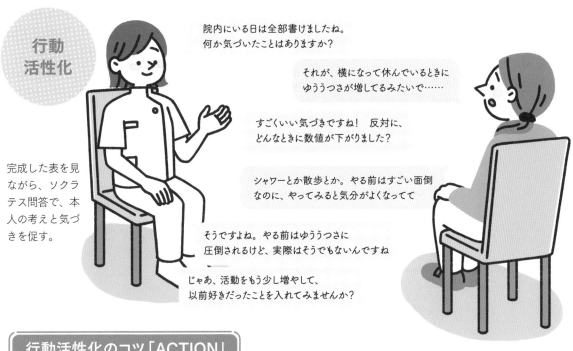

行動
活性化

完成した表を見ながら、ソクラテス問答で、本人の考えと気づきを促す。

院内にいる日は全部書けましたね。
何か気づいたことはありますか？

それが、横になって休んでいるときに
ゆううつさが増してるみたいで……

すごくいい気づきですね！ 反対に、
どんなときに数値が下がりました？

シャワーとか散歩とか。やる前はすごい面倒
なのに、やってみると気分がよくなってて

そうですよね。やる前はゆううつさに
圧倒されるけど、実際はそうでもないんですね

じゃあ、活動をもう少し増やして、
以前好きだったことを入れてみませんか？

行動活性化のコツ「ACTION」

Assess	**C**hoose	**T**ry	**I**ntegrate	**O**bserve	**N**ever give up
行動の機能を評価	活動を選択する	選択した行動に挑戦	新たな行動をとり入れる	結果を観察する	けっしてあきらめない
それぞれの行動がどのように機能しているかをチェック。	気分がよくなると考えられる行動を、いくつか選択する。	選択した行動を、日常生活で片っ端から試してみる。	いい感触が得られた行動を、生活習慣としてとり入れる。	結果として気分がどう変化したか、自分自身で観察する。	ときには失敗もする。それでもあきらめず挑戦を続ける。

6つのプラン
セルフケアツールとして、一緒に学んでとり組む

心理・社会的ケアでは、退院後を見据えてリカバリープランをたてていくことが大事。近年では、当事者自身でつくり出した「WRAP（元気回復行動プラン）」のとり組みが注目されています。

≫ リカバリーした人たちがやっていたことは？

SSTも認知行動療法も、その目標はリカバリーです。自分らしい人生と、人生の舵をとり戻すことをめざしています。

では、自分らしい人生とは何なのか。薬や心理療法以外で、自分たちでできることはないか。このような視点で生まれたのが、「WRAP（Wellness Recovery Action Plan）」です。**自身も双極性障害であるM・コープランドが考案した方法で、リカバリーした当事者がやってきたことを調査し、体系化したものです。**セルフヘルプ本としても全米に浸透し、2003年にはランダム化比較試験などで効果が実証され、アメリカ連邦保健省の推奨治療法リストにも加わっています。

最大の特徴は、当事者たちの手でリカバリーを推し進めること。WRAPの手法を伝える人を「WRAPファシリテーター」といい、各地に赴いてワークショップを開催しています。

≫ "いい感じの自分"のイメージをしっかりもつ

WRAPは「自分のトリセツ（取扱説明書）」ともよばれます。**調子のいいときの自分、よくないときの自分を理解し、対処法を見出していきます。危機に陥る回数を減らし、"いい感じの自分"をできるだけ保つことが目標です。**

そのために作成するのが、右の6つのプラン。**中心は「元気に役立つ道具箱」で、対処法を数多く集めた箱です。**外側には状況別の対処法があり、元気な自分に戻るために、どの道具を使うといいかを考えます。ワークショップでは、それぞれが箱の中身を発表したり、意見を言い合うことで、いろんな人の方法を参考にできます。

当事者主体の方法ですが、病棟でナースと一緒にとり組むことも可能。薬物治療、心理療法と並行して進めることもできます。とくに病歴が長く、病気とのつきあいかたを模索している人は、関心をもってとり組んでくれるでしょう。

《 "いい感じの自分"を、自分の手でとり戻すプラン 》

副作用により薬を継続できず、悩んでいたコープランド氏が見出した方法。

Wellness
元気
障害や症状に支配されず、いい感じの自分、元気な自分でいられることをめざす。

Recovery
回復
自分自身がどう生きたいか、どんな生活を送りたいか、未来の可能性を見つけていく。

Action
行動
自分らしく元気でいるために、自分でできる安全・安心・手軽なやりかたを実行する。

Plan
プラン
症状のために自分で決められなくなったときにも、確実に実行できるよう、計画を立てる。

6つのプランと道具箱を使って、自分らしく生きる

下のようにまとめても、7枚の紙に分けてもいい。本人が使いやすい方法でプランを作成。

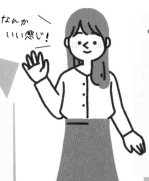

なんか
いい感じ！

1 日常生活管理プラン

- いい感じの私、普段の私
- 元気でいるために毎日すること
- ときどきするといいこと

いい感じの自分がやっていることに気づき、その行動を増やして調子をキープ。

2 引き金に対処するプラン

- 調子を崩す原因となるできごと
- 乗り切る方法

家族とのけんかなど、調子が悪化する引き金に気づき、そのときの対処を明記。

ちょっと
ザワつく……

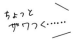

元気に役立つ道具箱

→ P116

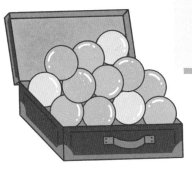

6 脱クライシスプラン

- 帰宅したときにやるべきこと
- 生活上の責任をとり始める予定

クライシスが去った後、いい感じの自分に戻る方法を考え、確実に実行できるようにする。

ふう〜。
危機一髪

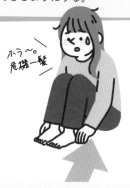

3 注意サインに対処するプラン

- 注意サイン
- 気分がよくなる対処法

イライラや頭痛など、人それぞれの注意サインがある。サインが出たときの対処法を検討。

好物を食べる、歌う、散歩するなど、自分なりの対処法を書き、いつでも使えるように。

もう
死にたい……!!

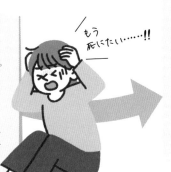

5 クライシスプラン

- 症状
- 希望する治療
- 頼みたいサポートなど

希死念慮が生じるなどの危機的状況への対処。自分では動けないことを前提に、誰に何をしてほしいかを明確に。

4 調子が悪くなったときのプラン

- 調子の悪いときの気分や行動
- 即時に対処する方法

サインにうまく対処できないこともある。本格的に調子を崩してきたときの方法を考えておく。

リカバリーの姿勢

WRAPのキーコンセプトから いまの自分を見つめる

WRAPを学ぶとき、はじめにふれるのが、「希望」「責任」などの5つのキーコンセプト。
リカバリーの道を見失わず、道具箱を上手に使っていくために欠かせない考えかたです。

≫ お仕着せでない、〝自分のリカバリー〟のために

6つのプランをつくったのに、いざとなると身動きがとれなくなることがあります。希望を見失ったり、自分という人間を信じられなくなり、リカバリーの道に迷ったときです。

こんなときは、WRAPの5つのコンセプトに立ち返ります。たとえば希望。「また友だちと会っておしゃべりしたいな」など、どんなことでもかまいません。**わずかでも希望の光を見つけることができれば、再び立ち上がれます。**

自分の責任（主体性）も重要です。医療者が敷いたレールに乗るのではなく、自分で考え、選んだ道として引き受けることで、失敗しながらも前へと進んでいけます。

悩んだらいつも、5つのキーコンセプトに立ち返る

自分が自分の専門家となり、リカバリーの道を歩んでいくために必要な視点。

Ⅰ

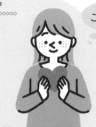

これさえあれば
生きていける！

希望 Hope

夢や目標とは違う。
何に希望を
感じるかが大事

精神面でどれほどの困難があっても、元気であり続け、未来を自分で切り拓けると信じる。大切な人との関係など、自分が希望を感じられる対象は何かも考える。

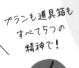

プランも道具箱も
すべて5つの
精神で！

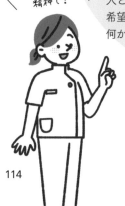

Ⅱ

自分の責任（主体性）
Personal Responsibility

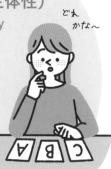

どれ
かな〜

自分の選んだ人生を
自分の責任で引き受ける

他者に支援を求めるのは当然のこと。一方で、自分の状態を他者や制度のせいにしないことも大切。自分の元気のために行動を起こし、結果を引き受ける姿勢で。

》精神症状が、自分を見つめ直す契機になる

看護の仕事をしていて、「自分ってどうしてこうなんだろう」と感じたことはありませんか？　心が折れて自分を見失い、すべてを投げ出したくなる瞬間は誰にでもあります。そんなとき、何に希望を見出すかなど、1人1人の対処法があるはず。5つのキーコンセプトは、障害の有無を問わず、私たちの人生を支えるものです。

精神疾患がある人では、障害が自分を見つめ直す機会になったと考えることもできます。**近年では、「ベネフィット・ファインディング」という概念も登場**。つらいできごとに対処する過程で得たもの、学んだことなど、ポジティブな変化に価値を見出すことです。対象者がその価値に気づいたとき、リカバリーの道のりはよりたしかなものになっていきます。

散った花びらを、もう一度1つの花に

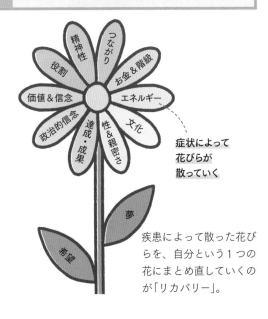

精神性　つながり　役割　お金＆階級　価値＆信念　エネルギー　政治的信念　文化　達成・成果　性＆親密さ　夢　希望

症状によって花びらが散っていく

疾患によって散った花びらを、自分という1つの花にまとめ直していくのが「リカバリー」。

Ⅲ

学ぶこと Education

成功も失敗も、成長の糧になるはずと信じて

症状をはじめ、自分の経験していることについて、できるだけ学び続ける。これからの人生でよりよい判断ができるようになり、自己成長につながる。

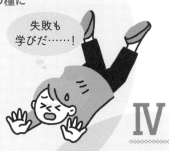

失敗も学びだ……！

Ⅳ

自分を権利擁護すること
Self-advocacy

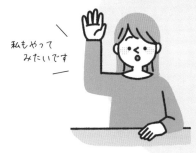

私もやってみたいです

「どうせわかってもらえない」は、権利の放棄

障害者だからと、自分の権利を否定しない。周囲の人、専門家、公的機関などに効果的に働きかけ、リカバリーのために必要なことや望むことを手に入れる。

Ⅴ

サポート Support

症状がある人もない人も支え合って生きている

困難なときには他者にサポートを求める一方で、自分の強みをいかして他者をサポートし続ける。他者を信じ、助けを求めていいと気づくことが第一歩。

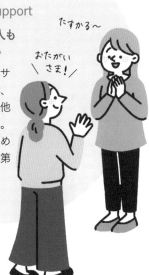

たすかる〜

おたがいさま！

コーピングスキル

元気に役立つ道具箱を
いっぱいにしておく

自分のトリセツの要となるのが「元気に役立つ道具箱」。すべての人がもつ、生きていくための知恵です。道具箱が豊かであるほど、調子を保ちやすく、危機からも脱出しやすくなります。

》まずは自分の道具箱をつくることから

　WRAPの当事者性を尊重しつつ、病院でとり入れるには、仲間として参加することです。**自分自身が落ち込んだとき、元気になるためにとっている方法を、できるだけ多く書き出してみましょう。**自分のストレスコーピングを見直すことは、今後の職業人生にも役立ちます。

　そのうえで、対象者にも書き出してもらいま

しょう。メモ用紙に箇条書きにする、付箋に書いてノートに貼っていくなど、方法は何でもOK。思いつかない人には、「このときはどうやって乗り越えたんですか？」などの質問でサポートを。**WRAPの概念理解がむずかしい場合、本格的にとり組む時間がない場合は、道具箱だけとり入れてもいいでしょう。**今後のコーピングスキルを高める有効な手段となります。

《《 **自分で使ってみたうえで、箱のなかを見せ合おう** 》》

試せるものは自分でも試すのが原則。そのうえで、仲間として話し合う。

**自分自身の
道具箱**

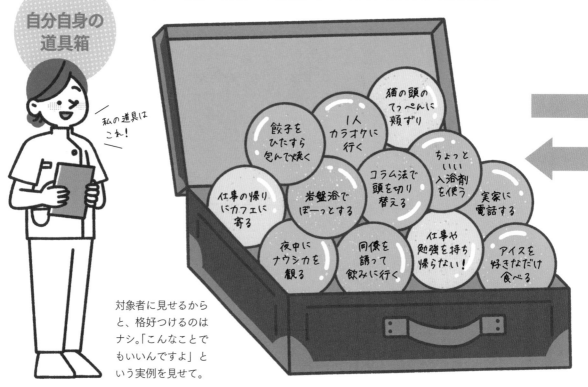

私の道具は
これ！

餃子を
ひたすら
包んで焼く

1人
カラオケに
行く

猫の頭の
てっぺんに
頬ずり

コラム法で
頭を切り
替える

ちょっと
いい
入浴剤
を使う

仕事の帰り
にカフェに
寄る

岩盤浴で
ぼーっとする

実家に
電話する

夜中に
ナウシカを
観る

同僚を
誘って
飲みに行く

仕事や
勉強を持ち
帰らない！

アイスを
好きなだけ
食べる

対象者に見せるからと、格好つけるのはナシ。「こんなことでもいいんですよ」という実例を見せて。

》仲間の道具箱から、いろんなヒントをもらう

　対象者の道具箱ができたら、おたがいの道具箱を見せ合いましょう。自分にはない視点、方法が、いい刺激や学びとなります。WRAPのワークショップでも、グループ単位で模造紙に書いて発表するなど、仲間どうしでの共有を大切にしています。

　本格的にとり組むなら、ファシリテーターをまねいて、病棟でワークショップを開いてもいいでしょう。ファシリテーター、司会進行、サポーターの計3名がいると、進行がスムーズです。WRAPクラスを退院調整プログラムに含めている医療機関もあります。自分自身や同僚がファシリテーターの資格をもっている場合、外部招聘（しょうへい）がむずかしい場合は、自主開催も可能です。このとき注意したいのは、"医療者－患者関係"を持ち込まないこと。私服で参加し、あくまで仲間としてのかかわりを心がけます。

WRAPプログラムをするときは、"仲間の1人"として実施

病棟全体でのワークショップもできる。自身がおこなう場合は、仲間という意識で。

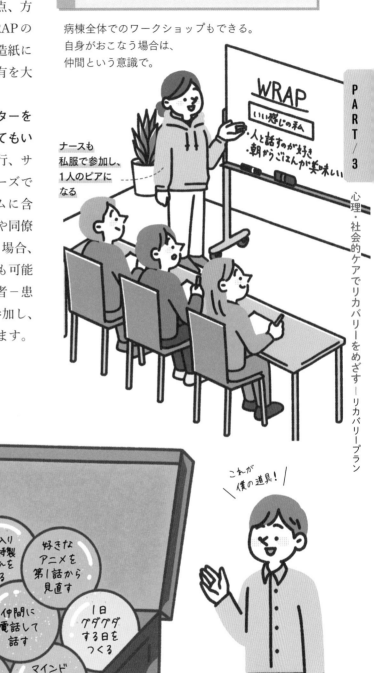

ナースも私服で参加し、1人のピアになる

WRAP
いい感じの私
・人と話すのが好き
・朝からごはんが美味しい

対象者の道具箱

お風呂でマンガを読む
お気に入りの店で特製つけめんを食べる
好きなアニメを第1話から見直す
好きな曲を思いきり歌う
ごはんを炊いてちゃんと食べる
仲間に電話して話す
1日グダグダする日をつくる
近くの森林公園を散歩する
楽しかった旅行の写真を見返す
週末に実家でごはんを食べる
ゲームは1日1時間までにする
マインドフルネスヨガをして寝る

これが僕の道具！

いつでも気軽に実行できる手段が理想。「これいいですね！」のフィードバックも忘れずに。

ストレングス・マッピングシート

強みに目を向けて希望を叶えていく

リカバリーの道のりを考えていくうえで欠かせないのが、ストレングス・マッピングシート。
いまの対象ができること、もっている資質や資源など、いかせることを広く見ていきます。

看護計画とは違う。本人が書くのが理想的

記入用シート

カルテや医療者側の見解と違ってもいい。本人の理解どおりに書く。

夢の実現に役立つ経験
これまで経験したこと、成し遂げたこと、うまくいった人間関係など。

病気によって起こっていること
病気や経験をどんなストーリーとして体験してきたか。何を感じたか。

受けている治療
医学的な正しさにこだわらず、対象者が理解しているとおりに書く。

私のしたいこと、夢
職業などにかぎらない。やってみたい体験、生活環境など、すべてを含めて考える。

これまでのできごと
やりたいことや夢につながっている、これまでの体験やいきさつ。

夢の実現に役立つ現在の強み
上記すべてのまとめとなる内容。過去の経験から得られた強みを書く。

体の状態
病状をはじめ、体型が気になるなど、体にまつわることすべて。

自分では強みに気づけていないことも。気づきを促していこう。

個人の資源以外にも目を向けて！

個人のストレングス

個人の性格
親切さ、粘り強さなど、強みとなる特性。

技能・才能
これまで培ってきた技能や、得意なこと。

関心・熱望
本人が関心をもち、やりたいと望むこと。

環境面のストレングス

資源
住む家、持ちものなど、活用できる資源。

社会関係
家族やパートナー、友人、支援機関など。

機会
関心事にとり組んだり成長できる場など。

→ P28

≫スティグマがなければ、可能性は開かれる

　ストレングス・マッピングシートは、1人1人の希望をもとに、個別的計画を立てる「ケースマネジメント」の一環です。今後を考えられる段階になったら、一緒にとり組みましょう。

　大切なのは、希望を口に出せる関係をつくること。対象者は、「病気なのにこんな夢を語ったら笑われる」「自分にできることは知れている」などの不安や逡巡（しゅんじゅん）、低い自己評価を抱えています。「**この人には何を言っても大丈夫**」と思ってもらえるよう、受容的に接しましょう。

≫どんな希望も、本人の思うように書いてもらう

　ストレングス・マッピングシートは、カルテや看護記録とは違います。対象者自身が今後を考え、決めていくためのシートです。**カルテに記載の病名・病状・重症度、実際の治療やケアの内容と違っていても大丈夫**。指摘や訂正も必要ありません。「対象者自身はこう理解しているんだ」という理解にとどめ、そのまま書いてもらってください。リカバリーという旅の監督は対象者自身です。本人にとってのストーリーを尊重し、それに沿って支援しましょう。

記入例

病気によって起こっていること
- 考えがまとまらない
- 集中力が落ちている
- 話をするのに時間がかかる

夢の実現に役立つ経験
- もともと人づきあいはいいほう。集団生活は苦手じゃない
- 学生時代は飲食店でバイトし、1人暮らしもしていた

受けている治療
- 入院中。抗精神病薬（レキサルティ）を毎日飲む
- 作業療法。調理などに週1回とり組んでいる

私のしたいこと、夢
退院後は実家に戻らず、グループホームで暮らし、少しずつ自立したい

これまでのできごと
- 就職して半年後に、ストレスもあって神経過敏になり、幻覚や妄想が出てきた
- 実家の家族の強い勧めで、仕事をやめて入院することになった

夢の実現に役立つ現在の強み
- 身のまわりのことがまたできるようになってきた
- 病院でも、困りごとや気持ちを話せる仲間ができた

体の状態
- 睡眠がちゃんととれるようになって、リズムも整ってきた
- 食欲も普通にある
- 以前より疲れやすく、1〜2時間何かすると、横になりたくなる

個人としても環境としても、グループホームで暮らすために役立つ強みが多くあるとわかる。

時期ごとに何度もつくり変えていこう

したいことも夢も、そのときどきで変わるのが当然。リカバリーとともに強みの認識も変わる。変化があるたびに書き換えて。

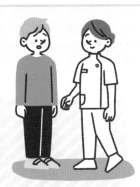

退院前訪問

生活スキル、生活環境、家族関係などを広く見る

退院支援はなるべく早期から。自宅や施設での暮らしに不安が大きい人、介護サービスが必要な人ではとくに、退院前訪問が役立ちます。生活の場を見せてもらい、必要な支援を検討します。

気がかりな点など、ポイントを明確にして訪問しよう

目的をもって訪問し、どんな支援があれば暮らしやすいか考える。

訪問前の準備

退院前訪問カンファレンス

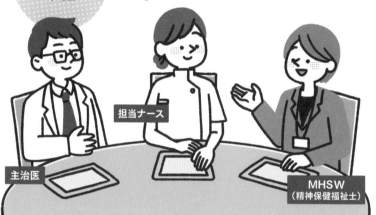

担当ナース

主治医

MHSW
（精神保健福祉士）

長期入院の高齢者などはとくに不安
を感じやすく、多面的に検討する。

本人・家族への説明

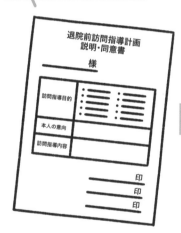

退院前訪問指導計画
説明・同意書

様

訪問指導目的	
本人の意向	
訪問指導内容	

印
印
印

退院前訪問が必要と判断されれば、
同意書を作成し、署名してもらう。

訪問時チェック内容

I 医療
- ☑ 注意サインとその対処
- ☑ クライシスプラン
- ☑ 困ったときの連絡先＆手段
- ☑ 服薬アドヒアランス
- ☑ 訪問看護や介護、
  デイケアの利用 など

II 生活
- ☑ 洗濯
- ☑ 掃除、片づけ、ゴミ出し
- ☑ 入浴環境、入浴準備
- ☑ 買いものなど、周辺環境と
  その手段
- ☑ 火の始末　☑ 戸締まり など

III 人間関係
- ☑ 同居家族との関係
- ☑ 同居家族の健康状態
- ☑ キーパーソン
- ☑ 近所の人との関係
- ☑ 友人、仲間との関係 など

訪問時に、生活
のどんな部分を
見たいか明確に
しておく。同居
家族との関係も
重要。

IV 食事
- ☑ 料理
- ☑ コンロの使用
- ☑ 電子レンジの使用
- ☑ レトルトや冷凍食品の使用
- ☑ 宅配サービスの利用
- ☑ 弁当やお惣菜の購入 など

V お金
- ☑ 医療費　☑ 食費
- ☑ 交通費
- ☑ その他生活費
- ☑ （公共住宅の場合）家賃
- ☑ 障害年金や手当の利用
- ☑ 金銭管理 など

VI QOL
- ☑ 仕事、作業所などでの活動
- ☑ 趣味　☑ 楽しみ
- ☑ 話し相手　☑ 居場所
- ☑ さみしいときの対処法 など

》暮らしを見て、はじめてわかることもある

日本の精神科病床の在院日数は、平均299.8日（2022年時点）。近年は改善傾向ですが、諸外国と比べても圧倒的な長さです。

心身の機能を保つためにも、できるだけ短期で退院してもらうことが大事。 入院1週間以内に担当MHSW（精神保健福祉士）を選定し、その役割を対象者にも説明します。回復の兆しが見えてきたタイミング、あるいは入院1か月後をめやすに、MHSW、医師、ナースなどで多職種カンファレンスを開きます。退院前訪問の必要性も、ここで決定。**自宅の環境、同居家族との関係、近隣の環境などを幅広く見て、介護サービスの必要性などを判断します。** スーパーに買いものに行くときの道のりなど、行ってみないとわからないこともたくさんあります。

》自分基準で、暮らし向きをジャッジしないで

転倒リスクも、退院前訪問で見ておきたい項目の1つ。手すりなどで転倒リスクを下げるだけでなく、転んでもケガしにくくするなど、生活に即した環境調整が求められます。

健康を守るための衛生管理も、退院前訪問における重要な視点です。ときにはカビの生えた万年床で寝ている対象者もいます。このような場合、布団の買い替えを促すだけでは不十分。時間とともに、またカビを生やしてしまうだけです。**時間がかかっても、本人の動機づけが高まるような働きかけをしてください。**

衛生管理の程度も生活者の自由です。ひどく汚れていたり、散らかっていても、どうか否定しないで。**自分自身の基準をあてはめず、その人の暮らしの基準にあわせた支援を考えます。**

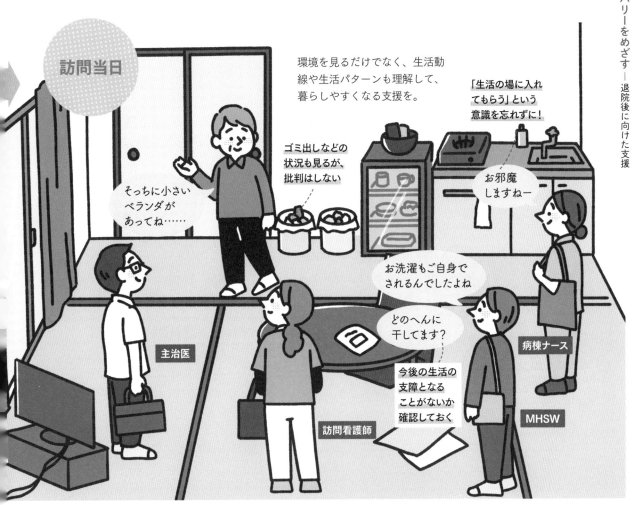

デイケア

退院後の大事な居場所。フォローアップにもなる

退院後の居場所は、対象者にとって重要な課題。人とつながっていること、リカバリーに役立つ支援を受けられることが大切です。病院や診療所のデイケアを積極的に使ってもらいましょう。

生活機能を高めるほか、リワーク目的のプログラムも

重症度やニーズに応じた多様なプログラムがある。最近はリワークも充実。

生活全般の支援

デイケアの効果を見るうえでも重要となる、精神科リハビリテーション評価表の項目。

精神科リハビリ評価項目

A 生活の自己管理
- ☑ 適切な食生活を維持できる
- ☑ 金銭の自己管理ができる
- ☑ 睡眠リズムの自己管理ができる
- ☑ 洗濯をし、身だしなみを清潔に保てる
- ☑ 掃除・ゴミ出しが自分でできる

B 病気の自己管理
- ☑ 自分の病気への理解・病識がある
- ☑ 通院・服薬の定期的な継続ができる
- ☑ 病状の変化を自覚し対処できる
- ☑ 病状悪化や困ったときに、他人に相談ができる
- ☑ 問題行動（暴言・暴力・性的問題行動・自傷行為・自殺企図など）がない

C 病気の症状
- ☑ 幻覚・妄想・奇異な行動など
- ☑ 抑うつ気分や希死念慮
- ☑ 多弁・多動などの躁的行動
- ☑ 無為・自閉的生活態度
- ☑ アルコールや薬物などへの依存

D 社会的・対人的能力
- ☑ 他人の言うことを理解し会話が成り立つ
- ☑ 自分の意見を適切に表現できる
- ☑ 場にふさわしい行動がとれる
- ☑ 人間関係を維持することができる
- ☑ 他人へ過度に依存的にならない

E 社会的活動へのとり組みや社会資源の活用
- ☑ 電車やバスなどを用いて外出できる
- ☑ 保健師・訪問看護・ヘルパー・MHSWなどの支援者を利用できている
- ☑ デイケア・自立支援事業所などの定期的な通所先がある
- ☑ 通所先の活動にとり組むときは注意を集中できる
- ☑ 就労（最低賃金以上の仕事）をしている

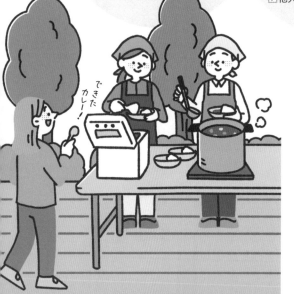

できたカレー！

A〜Eいずれも、8割前後の人が改善！

全国191施設への調査では、デイケアの利用により、上記5つの項目で高い改善率が認められ、再入院予防効果も8割以上に。

各項目の改善率

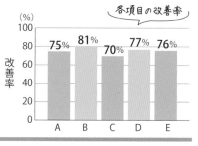

改善率（%）
- A 75%
- B 81%
- C 70%
- D 77%
- E 76%

（「精神科デイケアの有効性——デイケアにおける QoL の改善と新規入院・再入院防止効果について——」原 敬造, デイケア実践研究 vol.18（1）：97-102, 2014 より作成）

》居場所があると、自分の価値を感じられる

精神科医療は、病院から地域への転換期にあります。デイケアの役割は大きく、その人らしい生活を地域で支える一助となります。

病院のデイケア556施設への調査では、利用目的として、「症状や再発のサインへの対処スキルの獲得」をあげる人が最多でした（46.8％）。ついで「自己存在感を培う場所確保のため」という回答も32.9％と多く、退院後の居場所としての役割も大きいといえます。

》比較的軽度で、スムーズに復職する人も増加

最近は重症度や経過、入院期間も多様で、退院後ほどなくして復職する人もいます。リワークプログラムのニーズも高まり、全国220以上の機関で実施されています（2022年時点）。

多くは集団プログラムで、心理教育や生活改善から始め、SST、認知行動療法などの心理療法で再休職を防ぎます。対象者自身が意欲的にとり組み、ストレスへの対処スキルなどを高めていくことが何より重要です。

**リワーク
プログラム**

うつ病の対象者に対するデイケアでのプログラムの例。復職後のフォローアップも重要。

プログラムの治療構造

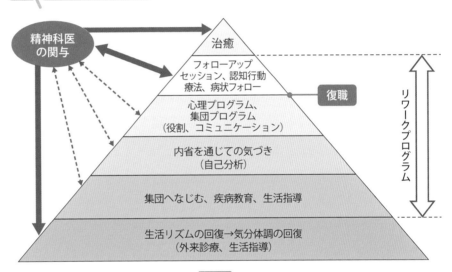

「「リワークプログラムの現状と課題」五十嵐良雄，日本労働研究雑誌 vol.60（6）：62-70, 2018より引用」

プログラムの効果

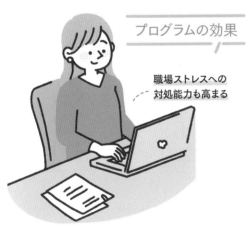

**職場ストレスへの
対処能力も高まる**

うつ病の人100名を対象とした調査では、プログラム利用により、高い再休職予防効果が認められている。

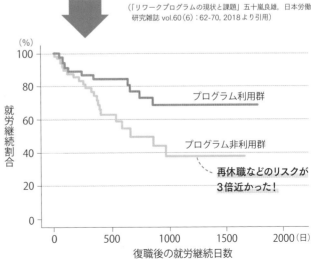

就労継続割合（%）
復職後の就労継続日数（日）

プログラム利用群

プログラム非利用群

**再休職などのリスクが
3倍近かった！**

「「気分障害等を対象としたリワークプログラムのアウトカム—利用者の就労予後に関する検討—」
大木洋子，デイケア実践研究・日本デイケア学会誌 vol.16（1）：34-41, 2012より作成」

訪問看護

内科的疾患も含めた、
リカバリーのサポート役

近年は、精神疾患に特化した訪問看護ステーションが増えています。身体併存症がある人、障害が重い人はもちろん、退院後の不安が強い時期に利用することで、本人も家族も安心できます。

》ゴールを明確にしつつ、不安を軽くしていく

地域での生活を推し進めていくうえで、頼りになるのが訪問看護。精神疾患をもつ人も高齢化が進み、身体疾患を抱える人が増えています。**週1回でも、全身状態を見てくれる人がいれば、安心して退院できます。**食生活なども含め、生活に寄り添う支援をしてくれます。

訪問看護においても、リカバリーを目標に、できることをともに考えていきます。服薬支援1つとってもそう。毎食分をセットしてあげることが看護師の仕事ではありません。何が服薬の妨げになっているか考え、本人・家族でうまく管理できるようサポートしていきます。生活のなかで、自分で対処するための道具箱（→P116）を増やす視点も欠かせません。

》周産期などのニーズにも、訪問で対応

訪問看護が役立つのは、身体併存症がある人、障害が重い人ばかりではありません。ひきこもりに陥った人、自己判断で治療を中断した人、暴力や迷惑行為でトラブルになっている人など、支援ニーズの高い人がたくさんいます（瀬戸屋ほか, 2023）。ライフステージに応じた利用もでき、**「子どもを産みたいけれど、症状悪化が心配」などのニーズにも対応してくれます。**

家族支援も重要な役割です。家族が強い不安を抱えていたり、対象者に高い期待をかけてしまうなど、うまくかかわれずにいることもよくあります。その結果、対象者の症状が不安定になることも。**家族の思いを傾聴し、どうかかわっていけばいいかを一緒に考えていきます。**

《 同居家族との関係構築も欠かせない 》

家族にも障害があるケースは少なくない。心身のケアや、わかりやすく伝える工夫が必要。

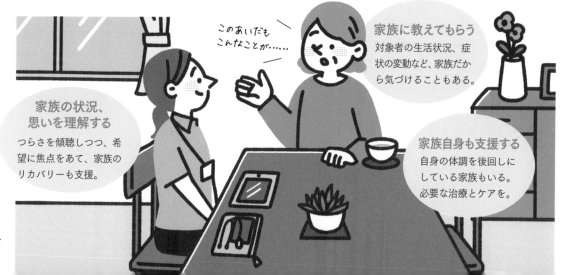

このあいだも
こんなことが……

家族に教えてもらう
対象者の生活状況、症状の変動など、家族だから気づけることもある。

家族の状況、思いを理解する
つらさを傾聴しつつ、希望に焦点をあて、家族のリカバリーも支援。

家族自身も支援する
自身の体調を後回しにしている家族もいる。必要な治療とケアを。

治療的ケアで終わらず、安心感を提供する

定期的に訪問し、話を聞いてケアしてくれる人がいるだけで、安心できる。

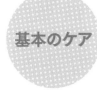

基本のケア

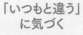

この1週間の調子はどうでした？

服薬や生活のチェック
大量の残薬が見つかることも。飲みたくない理由を聞いて支援する。

「いつもと違う」に気づく
症状悪化のサインが、心身だけでなく室内環境に現れることもある。

体の不調に気づく
不調なのに病院に行きたがらない人もいる。必要時は同行して受診。

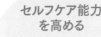

セルフケア能力を高める
対象者がもつ強みに気づいてもらい、できることを増やしていく。

日常のコミュニケーション
マッサージや足浴でスキンシップを図りながら会話するのもいい。

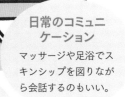

当事者目線での価値

対象者が感じる訪問看護の価値を調べた結果、3つの価値に大別された。

（「地域で暮らす精神障害者の視座による訪問看護の支援内容とその価値」松田光信・河野あゆみ，日本看護研究学会雑誌 vol. 43（5）：835-845, 2020 より作成）

安心感が得られて自信もつくよ

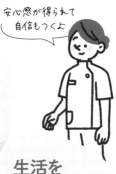

安心と尊厳の保障

安心感の提供　　誠実な対応　　力づける

親身に話を聞いてくれて心が軽くなる、困りごとを一緒に考えて勇気づけてくれるなど。地域で暮らす自信となる。

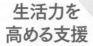

生活力を高める支援

生活行動の練習　　助言と提案

生活上の困りごとについて助言をくれる、世間話を通じて円滑な人間関係が築けるようサポートしてくれるなど。

生活を充実させる支援

新鮮な刺激の提供　　生活行動の補助

状態の観察と対処　　関係者との連携

外に連れ出してくれて生活の刺激になる、通院や買いものを助けてくれる、ヘルパーとの調整をしてくれるなど。

退院後に向けた支援

重い障害があっても、地域でその人らしい生活を

「病院から地域へ」の流れのなかで、最強のサポートチームともいえるのが、ACT（アクト）の専門家たち。まだまだ数は少ないものの、重い障害がある人、知的障害がある人にはとくに心強い存在です。

》入退院をくり返してきた人も、地域で過ごせる

ACT（アクト）は、Assertive Community Treatment の略。包括型地域生活支援プログラムともよばれ、1960年代にアメリカで生まれたパッケージ型支援です。日本では国立・精神神経医療研究センターからとり組みが始まり、全国的にも少しずつ増えてきています。

特徴は、対象者1人に平均10〜12人の専門家がつき、生活を支えること。**既存の地域精神保健サービスでは不十分で、入退院をくり返してきた人も、地域で生活していけます。**対象者の希望に沿ったオーダーメイドの支援で、24時間・365日対応してくれるのも特徴です。

》再入院となりにくく、復職率も高まる

たとえば重い障害をもつ人で、家族の支えがない場合。症状や服薬のセルフケアは容易ではありません。住宅を借りるにも、家主との調整や契約書の理解が困難など、課題が数多くあります。こんなときもACTのケアマネジャーが支援し、住む場所を確保してくれます。買いものに一緒に行くなどの生活支援も含まれます。

25のランダム化比較試験の結果からも、ACT利用者は予後がいいことがあきらかに。**通常ケア群と比べ、利用者の満足度やQOLだけでなく、入院予防率、復職率が高いことがわかっています**（Bond GR et al., 2001）。

「病院から地域へ」が、ACTの基本コンセプト

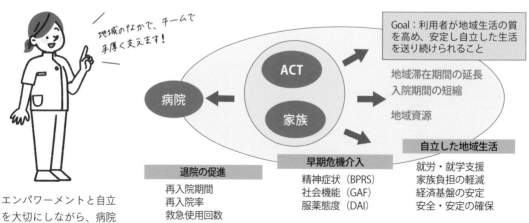

地域のなかで、チームで手厚く支えます！

Goal：利用者が地域生活の質を高め、安定し自立した生活を送り続けられること

病院

ACT

家族

地域滞在期間の延長
入院期間の短縮

地域資源

退院の促進
再入院期間
再入院率
救急使用回数

早期危機介入
精神症状（BPRS）
社会機能（GAF）
服薬態度（DAI）

自立した地域生活
就労・就学支援
家族負担の軽減
経済基盤の安定
安全・安定の確保

エンパワーメントと自立を大切にしながら、病院から地域への移行支援、移行後の支援を一貫しておこなう。

（「厚生労働科学研究費補助金 こころの健康科学研究事業 重度精神障害者に対する包括型地域生活支援プログラムの開発に関する研究 付録：ACT-J スタンダーズ ver3.0」伊藤順一郎ほか，国立精神・神経センター精神保健研究所 社会復帰相談部，2008より引用、一部改変）

週7日、1日24時間対応で、健康と生活を支える

医師、ナース、MHSW、ケアマネジャー、リハビリ職などがチームで支援。

○○Hospital

作業療法士　　ナース　　MHSW

理学療法士　主治医　　副ケアマネジャー　　主ケアマネジャー

精神科治療を継続するため、
診察や処方、自宅への薬の
持参などの支援

危機状況時の介入や
一時的な入院の
あいだの支援

病気に関すること、
服薬に関することなど、
病気を自己管理する
ための支援

カウンセリング

アウトリーチ

身体的健康に
関する支援

利用者の家族
のための支援

買いもの、料理、
交通機関の利用、
近隣関係など、日常生活
に関する支援

住居を探す、
家主との調整を図るなど、
住居に関する支援

公共施設などの社会資源の利用や
グループ活動への参加など、利用者を
とりまく周囲の社会的ネットワークとのかかわり
の回復を維持するための支援

年金や生活保護の利用や
金銭管理のアドバイスなどの
経済的サービスに関する支援

就労について、
利用者の希望を実現
するための支援

必要な人に必要な支援を届ける「アウトリーチ」の最強
チーム。白衣を脱いで街に出て、地域で支援する。

社会復帰率も
アップ！

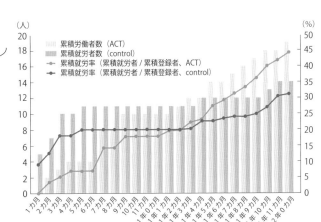

凡例：
- 累積労働者数（ACT）
- 累積就労者数（control）
- 累積就労率（累積就労者／累積登録者、ACT）
- 累積就労率（累積就労者／累積登録者、control）

（人）　（%）

国立精神・神経医療研究
センターによる、ACT利
用者の追跡調査。利用開
始時から一貫して、就労
率が増え続けている。

（「ACTと予後・社会復帰」西尾雅明, Schizophrenia Frontier vol.10（3）：204-208, 2009より引用）

当事者&医療者チームの対話自体が治療に

退院後に向けた支援

日本の精神医療で、いまもっとも話題となっているのがこれ。人的資源の問題で、厳密な実践・運用はむずかしいかもしれませんが、日々のケアにエッセンスをとり入れることはできます。

》再発や再入院のリスクを "対話" で減らす

オープンダイアローグは、社会福祉の先進国フィンランドで生まれたアプローチです。発祥地の西ラップランド地方では、統合失調症の年間発病率が、10万人中33人から7人にまで減少。**抗精神病薬の服用率は著しく減り、入院期間短縮、再発率減少などの効果をあげています。**日本では、精神科医の斎藤 環氏のとり組みにより、広く知られるところとなりました。

対話そのものが治療であるという点が、従来型治療からのパラダイムシフトです。対象者と家族、医師、ナース、心理職などが集まって対等な対話を重ね、症状が改善するまで、ミーティングを毎日継続します。

》リフレクティングも1つの治療プロセス

なぜ対話によって症状が改善するのか。**それは人間の自己が、人と人とが応答しあう関係において構築されるものだからです。**客観的事実は脇に置き、対象者や家族が感じていること、望むことをありのままに話してもらいます。医療者チームは聞き手として、考えを深めたり広げたりする問いかけのみをおこないます。

これを1時間〜1時間半程度続けたら、リフレクティングへ。医療者チームの意見交換を対象者に聞いてもらう手法です。**他者の会話に呼応しながら、内なる自分と会話することで、内面の変化が生じます。**最後に、リフレクティングで感じたことを対象者に話してもらいます。

関係者全員で、それぞれの思いや意見を伝え合う

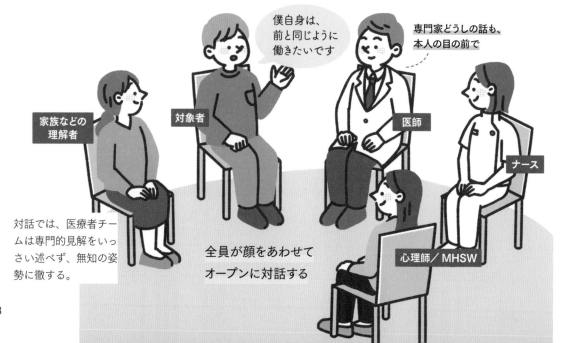

僕自身は、前と同じように働きたいです

専門家どうしの話も、本人の目の前で

家族などの理解者

対象者

医師

ナース

心理師／MHSW

対話では、医療者チームは専門的見解をいっさい述べず、無知の姿勢に徹する。

全員が顔をあわせてオープンに対話する

原則と基本要素を理解して、トレーニングを積む

まずはこの2つを学ぶ。対話技術はワークショップなどで練習しよう。

7つの原則

I 即時対応
対象者が必要とするときはいつでも集まり、対話を始める。

II 社会的ネットワークの視点をもつ
本人とともに、つながりの深い人々にも参加してもらう。

III 柔軟性と機動性
そのときどきのニーズに応じ、どんな課題にもどこでも対応。

IV 責任をもつこと
治療チームは支援全体について、責任をもってかかわる。

V 心理的連続性
対象者をよく知るチームが、最初から最後まで支援を担う。

VI 不確実性に耐える
心の問題に答えはなく、今後の変化もわからないと受け入れる。

VII 対話主義
考えを否定せず、対話を目的に、多様な声に耳を傾け続ける。

12の基本要素

1 本人のことは本人のいないところでは決めない

2 答えのない不確かな状況に耐える

3 治療ミーティングで継続的に担当する2人(あるいはそれ以上)のスタッフを選ぶ

4 クライエント、家族、つながりのある人々を、最初から治療ミーティングにまねく

5 治療ミーティングを「開かれた質問」から始める

6 クライエントの語りのすべてに耳を傾け、応答する

7 対話の場でいままさに起きていることに焦点をあてる

8 さまざまなものの見かたを尊重し、多様な視点を引き出す（多声性：ポリフォニー）

9 対話の場では、おたがいの人間関係をめぐる反応や気持ちを大切に扱う

10 一見問題に見える言動であっても、"病気"のせいにせず、困難な状況への"自然な""意味のある"反応であると捉えて、応対する

11 症状を報告してもらうのではなく、クライエントの言葉や物語に耳を傾ける

12 治療ミーティングでは、スタッフどうしが、参加者たちの語りを聞いて心が動かされたこと、浮かんできたイメージ、アイディアなどを、参加者の前で話し合う時間をとる（リフレクティング）

基本の手法どおりの実践は困難でも、日々の対話でこの手法をとり入れることはできる。

（「The key elements of dialogic practice in open dialogue：Fidelity criteria. (ver1.1)」Olson M, Seikkula J & Ziedonis D, The University of Massachusetts Medical School, 2014／「オープンダイアローグ 対話実践のガイドライン 第1版」ODNJP ガイドライン作成委員会, オープンダイアローグ・ネットワーク・ジャパン, 2018より作成）

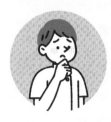

長期入院の対象者、
本当に退院できないの？

先輩からのアドバイス

すべての人に可能性があります。
動機づけを高めるかかわりを

　とても悲しいことですが、20年、30年以上も入院しているような対象者は、いまなおいます。そのような状況を目のあたりにして、「何かできることがあるはずだ」と思えるのは、とても素敵なことです。まずはその思いを大切にしてください。

　一歩目の動きとしては、まず背景を理解することでしょう。上司も先輩も皆、あきらめムードということもあります。それを「やる気がないから」「ひどい人たちだから」と決めつけるのは、早計かもしれません。最初からあきらめムードだったということはないはず。本人にも家族にも、幾度となく働きかけ、それでも家族が頑なに反対したなど、何らかの事情があるはずです。かかわってきた人たちに、さりげなく聞いてみましょう。

　そして、退院に意欲をもてずにいる人にも、まだ力があるはずだと信じることが大切。長期入院で力が奪われているかもしれませんが、すべての人が、潜在的な力と可能性をもっています。無邪気な顔でニコニコと近づいてくるような、新人の思わぬアプローチに反応を見せることもありえます。看護実習などでもそう。長期入院の対象者を担当してもらうことがよくありますが、学生の面倒を見てくれるだけでなく、対象者にとっていい刺激になります。「退院してやりたいことはありませんか？」という大きな目標でなく、もう一度見たい景色、食べたいものなど、何でもかまいません。さりげない雑談のなかから、外の世界への希望につなげていけたら理想的です。

　主治医や上司、先輩に対しても、新人だからこそのアプローチが有効な場合があります。カンファレンスなどで、「この方は、どうして退院できないんでしょう」などと、空気を読まずに笑顔で言ってみるのも手。状況によっては、「皆さんあきらめムードに見えるんですが、どうしてですか？」などの素直な言葉が、ほかの人たちの心を動かす可能性もあります。

　状況がすぐに変わることは、そうありません。それでもいろんな方向に、いろんな角度から働きかけてみる。その姿勢をなくさずにかかわることで、「精神科ナースでよかったな」と思える場面が、この先もくり返し訪れるでしょう。

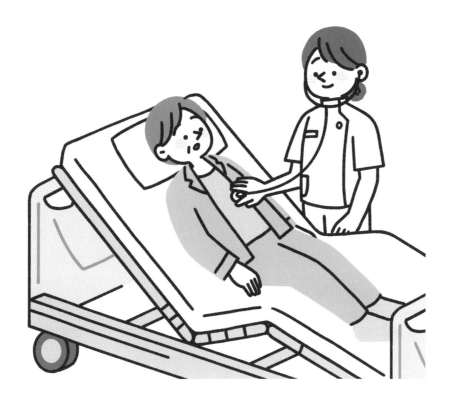

PART 4

高齢の人も増えている。併存疾患の知識も必須！

身体疾患&症状のケア、
ここだけ押さえる

精神科で働くうえで、まず必要となるのが精神疾患の知識ですね。
でも、身体疾患を併存している対象者も多く、精神的な問題が
身体に現れることもよくあります。見逃すと命にかかわるものもあり、
代表的な身体疾患と、そのサインは覚えておきたいところです。

入院中の対象者の多くが
身体症状を併発している

精神科ナースとして働いていると、つい主病名である精神疾患にばかり目がいってしまいます。
しかし未診断の身体合併症をもつ人も多く、見落とすと命にかかわる病気も少なくありません。

>> 精神症状だけ見ていては、危険！

精神科に入院している人を対象とした調査では、身体合併症の有病率は47%（厚生労働省、2007）。高齢化が進む現在、有病率はさらに上昇していると予測できます。精神科ナースにも、フィジカルアセスメントや、身体疾患の治療、ケアの知識は欠かせません。

心身相関の視点も必要です。統合失調症の人の糖尿病のように、主病名とは別の機序で発生する疾患ばかりでなく、ストレスからくる身体症状もあります。反対に、身体症状が原因で抑うつなどの症状が出ることもよくあります。代表的なのは脳血管疾患や心不全などで、とくに高齢者では抑うつ症状が出ます。心と体はたがいに影響しあっていることを念頭に置き、アセスメントしなくてはなりません（右図参照）。

精神疾患をもつ人は、平均寿命が短いのが現状

精神疾患がある人は、自殺を除いても寿命が短い。以下の数値は統合失調症の例。

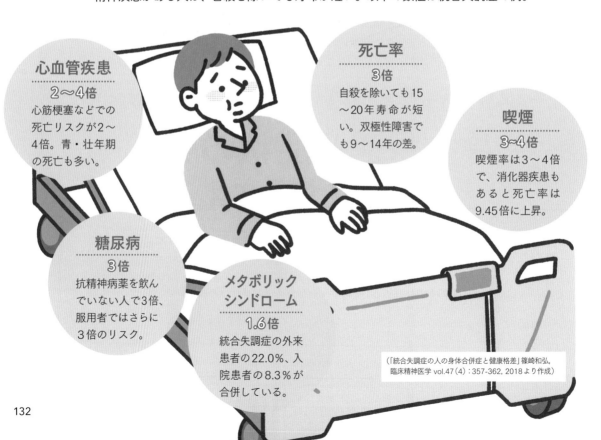

心血管疾患
2〜4倍
心筋梗塞などでの死亡リスクが2〜4倍。青・壮年期の死亡も多い。

死亡率
3倍
自殺を除いても15〜20年寿命が短い。双極性障害でも9〜14年の差。

喫煙
3〜4倍
喫煙率は3〜4倍で、消化器疾患もあると死亡率は9.45倍に上昇。

糖尿病
3倍
抗精神病薬を飲んでいない人で3倍、服用者ではさらに3倍のリスク。

**メタボリック
シンドローム**
1.6倍
統合失調症の外来患者の22.0％、入院患者の8.3％が合併している。

「「統合失調症の人の身体合併症と健康格差」篠崎和弘,
臨床精神医学 vol.47（4）：357-362, 2018 より作成）

心身相関のパターンを、念頭に置いてかかわる

鑑別は専門医でも容易ではないが、このようなパターンがあることを知っておこう。

7つのパターン

1 体⇒精神
主因は体。せん妄や、身体疾患からくる不安、うつなど。

2 精神⇒体
主因は精神。ストレスによる体重減少、嘔気（おうき）・嘔吐など。

3 ⇒精神／体
同一原因で心身の症状を発現。依存症でのけいれんなど。

4 精神⇔体
相互に影響して起こる。たとえばパニック発作と狭心痛。

5 精神‖体
それぞれ単独で存在。統合失調症の人の悪性腫瘍など。

6 精神〈体〉
一見身体疾患に見える精神疾患。精神病による失声など。

7 体〈精神〉
精神疾患に見える身体疾患。腫瘍の脳転移時のうつなど。

（『リエゾン精神看護　患者ケアとナース支援のために』野末聖香編著、医歯薬出版、2004より作成）

ストレスで現れる身体症状

呼吸器系
- ☑ 気管支喘息
- ☑ 呼吸困難感
- ☑ 過換気症候群 など

脳神経系
- ☑ 頭痛
- ☑ 円形脱毛症
- ☑ 口内炎
- ☑ メニエール病 など
- ☑ 自律神経失調症
- ☑ 眼精疲労
- ☑ 耳鳴り

消化器系
- ☑ 胃・十二指腸潰瘍
- ☑ 過敏性腸症候群
- ☑ 機能性ディスペプシア
- ☑ 慢性肝炎 など

循環器系
- ☑ 狭心症発作
- ☑ 不整脈
- ☑ 高血圧
- ☑ 低血圧 など

筋骨格系／皮膚
- ☑ 関節リウマチ
- ☑ 腰痛　☑ 肩こり
- ☑ 失神　☑ じんましん
- ☑ アトピー性皮膚炎 など

内分泌
- ☑ 糖尿病
- ☑ 食欲減少 など

泌尿器系／生殖器系
- ☑ 頻尿　☑ 夜尿症
- ☑ 生理不順、無月経
- ☑ ED など

1930年代に病理学者H・セリエが提唱したストレス理論によると、ストレスへの反応として上記のような症状が出る。

133

代表的な疾患&症状を覚えておこう

消化器系

活動量が減り、消化管の蠕動運動も低下

活動量減少で消化管の動きが悪くなり、便秘、腹部膨満、イレウスも起きやすい。

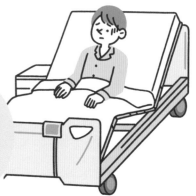

便秘

抗精神病薬や抗うつ薬の副作用としても非常に多く、活動量減少や食生活も影響。

イレウス

慢性便秘かつ長期臥床の人はとくに注意。消化管が癒着したり、からまったりする。

胃・十二指腸潰瘍／出血

ストレスで生じた潰瘍を放置していると、突然の穿孔・出血に。救急搬送例も多い。

内分泌・代謝系

血糖管理などができていない人が多い

第二世代の抗精神病薬では、代謝障害の副作用が多い。無症状のため本人も気づかず、糖尿病などが放置されてしまう。肥満にもなりやすい。

薬の影響で太り、気にしている人も多い

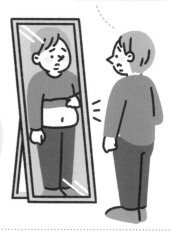

糖尿病

心血管疾患や腎機能障害のリスクも高まる。抗精神病薬服用中は定期的に検査を。

脂質異常症

糖尿病と同様、副作用で起きやすく、食生活や活動などのセルフケア困難も原因。

肥満／メタボ

肥満も非定型抗精神病薬の副作用として多い。心理的苦痛やQOL低下もまねく。

呼吸器系

長期臥床や拘束によって生じるものも

気管支喘息がある人がストレスで悪化したり、長期臥床で肺塞栓症を起こしたりと、幅広い病態がある。毎日の聴診を欠かさずに。

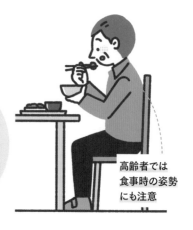

気管支喘息

ストレスで増悪し、発作を起こすことも。吸入ステロイド薬の使用中断も原因に。

誤嚥性肺炎

高齢の入院患者ではとくに注意。誤嚥しにくい食事姿勢や口腔ケアなどで予防。

肺塞栓症

身体拘束や長期臥床がリスク。突然の呼吸困難感、胸痛、下肢の腫脹などに注意。

高齢者では食事時の姿勢にも注意

循環器系

無症状のまま高血圧が進み、心疾患へ

高血圧未治療により、狭心症や心筋梗塞などの虚血性心疾患、不整脈をきたし、心不全に至るのが典型。代謝異常も大きなリスク。

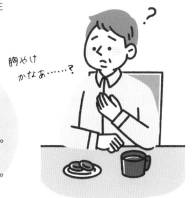

胸やけかなあ……？

高血圧
入院中は毎日血圧測定を。とくに重要なのが、退院後の服薬アドヒアランス。

虚血性心疾患
強い胸痛でなく、胸部不快感や肩や背部痛の痛みと感じる人も。見落としに注意。

不整脈
心室頻拍（VT）など致死的なものもある。変だなと思ったら、12誘導心電図で確認。

歯科・口腔系

薬の副作用と、口腔ケア不足が問題に

セルフケア能力の不足で、歯周病やう蝕に至る人が非常に多い。歯科治療につなげるとともに、毎日のケアへの動機づけが重要。

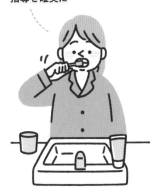

口腔ケアの指導を確実に

口渇
抗精神病薬の副作用で起きやすい。多飲症から、水中毒に至るおそれも（→P138）。

歯周病
悪化して歯が抜けることも。心疾患など、全身疾患の引き金にもなる。

う蝕
統合失調症やうつ病のほか、摂食障害などでも多い。口腔ケアを習慣化して予防。

皮膚

臥床がちな人、医療行為が多い人は注意

ストレスからくる湿疹、アトピー性皮膚炎のほか、医原性といえる皮膚障害も。長期臥床、長期入院をさせないことも大事。

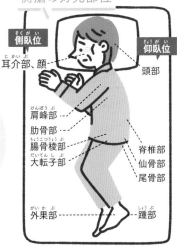

褥瘡の好発部位

側臥位　仰臥位
耳介部、顔　頭部
肩峰部
肋骨部
腸骨稜部　脊椎部
大転子部　仙骨部
　　　　　尾骨部
外果部　踵部

湿疹
抗アレルギー薬と抗精神病薬の副作用が重なるため、眠気や口渇などに注意。

スキン-テア
身体疾患治療のテープ固定などで、皮膚が裂けてしまう。高齢者ではとくに注意。

褥瘡
高齢者の長期臥床、低栄養などがリスク。好発部位に赤みがないかチェックして。

バイタルサイン

「血圧」「脈拍」「呼吸」 「体温」「意識」をチェック

体のつらさや不快感をうまく言語化できない人や、感覚低下で症状に気づけない人も多くいます。
視診や聴診、バイタルサインの確認などを確実におこない、異変に早期に気づけるようにします。

体を見てふれて、聴診器でちゃんと音を聞こう

精神科でも他科と同様に、毎日のフィジカルアセスメントを確実に。

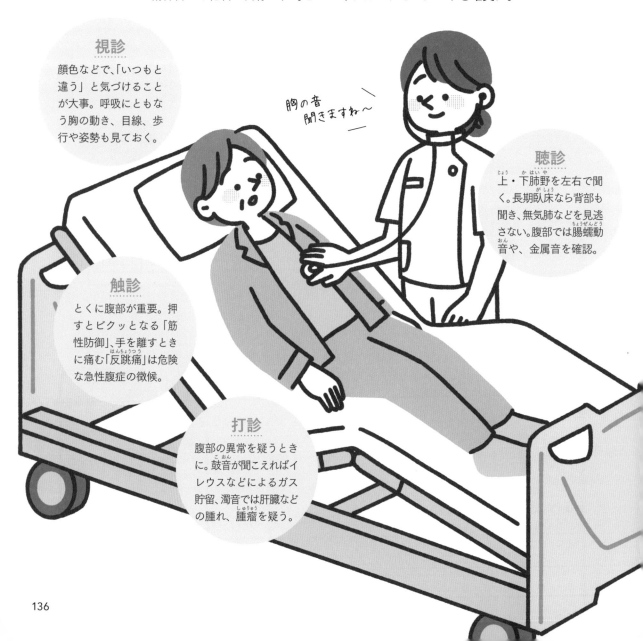

視診
顔色などで、「いつもと違う」と気づけることが大事。呼吸にともなう胸の動き、目線、歩行や姿勢も見ておく。

胸の音
聞きますね〜

聴診
上・下肺野を左右で聞く。長期臥床なら背部も聞き、無気肺などを見逃さない。腹部では腸蠕動音や、金属音を確認。

触診
とくに腹部が重要。押すとピクッとなる「筋性防御」、手を離すときに痛む「反跳痛」は危険な急性腹症の徴候。

打診
腹部の異常を疑うときに。鼓音が聞こえればイレウスなどによるガス貯留、濁音では肝臓などの腫れ、腫瘤を疑う。

》症状に無自覚な人、訴えられない人もいる

精神科では、セルフケア不足もあり、身体合併症がたびたび生じます。一方で発見が遅れやすい傾向も。**対象者が症状に気づけなかったり、言葉でうまく訴えられないためです。**薬の作用も影響しています。向精神薬の作用で痛みを感じにくかったり、異変を感じても「薬のせいかな」と自己判断してしまうのです。ナースの目で早期に発見することが、何より重要です。

》月に1回は、採血や心電図検査も実施

医療機関や病棟によっては、フィジカルアセスメントがおろそかになっていることも少なくありません。視診や聴診、バイタルサインの測定は、毎日欠かさずおこなってください。

薬の影響による代謝異常も多いため、血液検査を月1回は実施しましょう。12誘導心電図も月に1回はおこない、不整脈などの徴候がないかを確かめます。

バイタルサインの測定で、急変の徴候に気づく

正常値の範囲内かどうかに加え、いつもの数値との違いも見逃さないように。

血圧
120/80mmHg以下が正常値。急な変動にも注意して

生活習慣の問題による高血圧も多い。服薬中なら、効果を見るためにも必ず測定。低血圧も問題で、急な低下時は顔面蒼白などのショック徴候がないかを見る。

脈拍
50回/分以下は徐脈、100回/分以上なら頻脈

橈骨動脈にふれて脈拍数を測る。15秒間の回数を測り、4をかけて。頻脈なら痛みや不穏、脱水などを疑う。反対に薬の効きすぎなどで徐脈になることも。

呼吸
呼吸数12～20回/分が正常。感染症のほか、不安などでも増える

胸の動きを見て呼吸数を数える。脈拍と同様、4をかけて算出。頻呼吸や徐呼吸があればほかのバイタルサインを確認。SpO₂も重要で、＜90％は低酸素血症。

体温
発熱時はまず原因検索。高齢者では37℃程度の肺炎も

「発熱＝クーリング」と考えないで。感染症などでセットポイントが上昇し、発熱しているなら保温が必要。高齢者では感染時に上昇しにくい点にも注意。

意識
低下を疑ったらJCSなどで評価。せん妄などの異常もチェック

いつもと違って反応がよくないときなどは、JCS（ジャパン・コーマ・スケール）などで評価。話のつじつまがあわないなど、内容面での異常も確かめる。

「いつもと違う」に気づくことが大事。そのためにも、毎日必ずチェックして

飲水量、排尿回数を確認。水中毒には注意して

統合失調症がある人ではとくに、水分摂取が過剰になりがち。血液が希釈され、精神・神経症状をきたす「水中毒」に陥る危険があります。1日の水分摂取量や排尿回数は必ず確認しましょう。

》統合失調症の人は、多飲症になりやすい

統合失調症があると、なぜ多飲症になるのか。「ストレスや緊張でのどが渇く」「精神症状で同一行為をくり返してしまう」「抗精神病薬でのどが渇く」など、原因は複合的です（下表参照）。便秘解消のためなど、本人にとって合理的理由がある場合もあります。いずれの場合も、本人は病的多飲と認識せず、問題と思っていません。

入院中は、水分摂取量が適切かを見るいい機会です。mL単位で厳密に把握できなくても、ペットボトルで何本分程度飲んだかなど、毎日確認してください。排尿の回数も尋ね、頻尿などで困っていないか確認します。悪心・嘔吐、胸やけ、胃もたれなど、消化器症状として現れることもあり、該当する症状がないかを確かめておきましょう。

》低Na血症で、意識レベルが低下することも

多飲症をほうっておくと、水中毒に陥ります。腎臓の水排泄能を越える水分摂取で、体内の血液が希釈されて生じるものです。急性の低ナトリウム血症、浸透圧の急激な変動から、精神・神経症状をきたします。突然の意識障害で救急搬送される人もいるほど、危険な病態です。

症状は右図のとおりで、重症度によっても異なります。突然の意識障害、けいれん発作を認めるときは、重度と考えてすぐ医師を呼びます。診断には血液検査が必要なため、すぐに準備を。症状によっては頭部CT、MRIなどの画像検査もおこない、器質的異常と鑑別します。

体重変動も、水中毒の早期発見、診断に役立つ重要な要因です。多飲を疑う人では1日数回測定し、日内変動を見ておくと確実です。

ストレスや精神症状が、多飲症の原因に

多飲症の原因

1 ストレスや心因
2 精神症状や常同行為
3 衝動性の亢進
4 一種の依存
5 抗利尿ホルモンの分泌異常
6 脳における器質的な異常
7 いくつかの遺伝子における多型性
8 抗精神病薬の影響

水分摂取量の多い人で、右の症状を認めるときは多飲症を疑い、医師に相談。水中毒を起こす前に対処する。

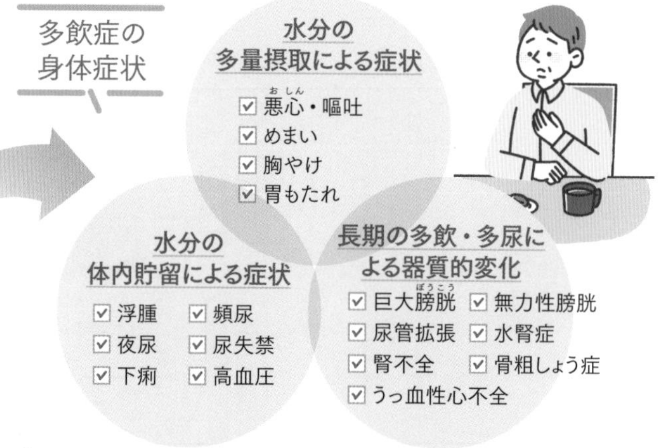

多飲症の身体症状

水分の多量摂取による症状
- ☑ 悪心・嘔吐
- ☑ めまい
- ☑ 胸やけ
- ☑ 胃もたれ

水分の体内貯留による症状
- ☑ 浮腫
- ☑ 頻尿
- ☑ 夜尿
- ☑ 尿失禁
- ☑ 下痢
- ☑ 高血圧

長期の多飲・多尿による器質的変化
- ☑ 巨大膀胱
- ☑ 無力性膀胱
- ☑ 尿管拡張
- ☑ 水腎症
- ☑ 腎不全
- ☑ 骨粗しょう症
- ☑ うっ血性心不全

（「The consulting psychiatrist and the polydipsia-hyponatremia syndrome in schizophrenia.」Vieweg V et al., International Journal of Psychiatry in Medicine vol.24（4）：275–303, 1994／『多飲症・水中毒　ケアと治療の新機軸』川上宏人・松浦好德編、医学書院、2010より作成）

意識障害などがあれば、水中毒を疑って検査を

主病名の症状悪化と重なる部分もあり、判断はむずかしい。迷ったら医師に相談。

水中毒の症状

どの症状も、単独では水中毒と判断できない。発症様式と経過、普段の水分摂取量などをくわしく報告。

軽度

ろれつが回らない　顔や四肢のむくみ　イライラ

胸やけ　精神症状の変化　頭痛

寒気の訴え　頻尿、夜尿

▼

中等度

朦朧状態　はげしい興奮　易怒性の亢進

幻聴に左右される　多量の尿失禁　失調様歩行

制止を振り切っての飲水　意思疎通が悪い

水分の嘔吐　四肢のけいれん　四肢の振戦

▼

重度

意識障害　けいれん大発作　けいれん重積

＋

合併症

誤嚥性肺炎　肺水腫　横紋筋融解症

急性腎不全

（「統合失調症の多飲・水中毒」川上宏人，臨床精神医学 vol.45（増刊号）：132-135, 2016より作成）

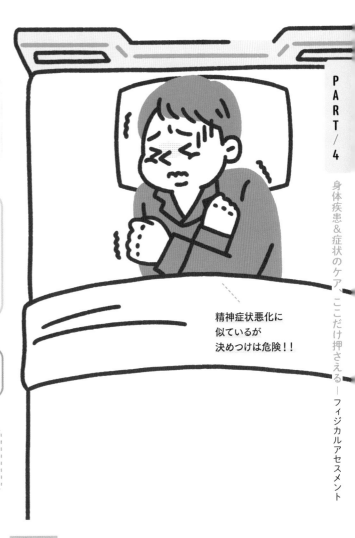

精神症状悪化に
似ているが
決めつけは危険！！

対策

治療

腎障害がなければ水分制限。
あれば輸液でナトリウムを補充

治療の基本は水制限。ただし腎障害や昏睡を認める場合、けいれんが持続する場合などは緊急性が高い。すぐに高張食塩水を点滴するなどして、ナトリウムを補正する。

再発予防のケア

摂取量の上限を決めて、
ほかのストレス対処法を考える

適切な飲水行動を確立することが大事。まずは過剰な飲水であること、適切な飲水量のめやすを対象者に伝える。コントロール困難なら、行動制限での治療も検討。

フィジカルアセスメント

痛みや睡眠などの問題も
スケールで評価する

日々のフィジカルアセスメントでは、痛みや睡眠の評価も重要です。自分からは苦痛を訴えない人も少なくないため、こちらから確認し、問題があればスケールで評価したうえでケアします。

》痛みも睡眠も、本人評価がいちばん大事

痛みの原因は、じつにさまざまです。過敏性腸症候群のようにストレスで生じる痛みもあれば、悪性腫瘍のような器質的疾患で生じる痛みもあります。精神科の治療を受けている人が、身体合併症で手術を受けることもあります。

どのような原因であれ、痛みをほうっておくのは治療上有害です。痛みの強さをしっかり把握し、薬でコントロールします。

痛みは主観的なもので、閾値も人によって違います。NRSなどの自覚的評価スケールで確認するようにします。変動を把握するため、毎日同じタイミングで確認し、記録しましょう。

》ハイリスクの人では、せん妄の徴候もよく見て

不眠も精神科でよく見る症状の1つ。精神症状からくることも多いのですが、日中の活動量の少なさや、薬の影響もあります。精神科の入院目的が、心身の休息や生活機能の回復であることを考えると、不眠の改善も重要です。

不眠傾向がある人は、NRSやVASで評価を。十分に休養がとれ、日中に活動できる状態かを見る「RSQ-W-J」も役立ちます（右図参照）。

睡眠-概日リズムが乱れていると、意識障害の一種であるせん妄のリスクも高まります。認知症の高齢者などではとくにリスクが高く、スクリーニングツールなどでチェックします。

痛みの強さは、スケールで経時的に見ていく

NRSやVASでの回答がむずかしい人には、フェイススケールを使う。

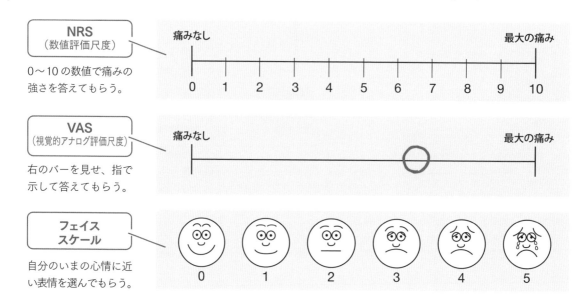

NRS
（数値評価尺度）

0〜10の数値で痛みの強さを答えてもらう。

痛みなし　　　　　　　　　　　　　　　　　最大の痛み

0　1　2　3　4　5　6　7　8　9　10

VAS
（視覚的アナログ評価尺度）

右のバーを見せ、指で示して答えてもらう。

痛みなし　　　　　　　　　　　　　　　　　最大の痛み

**フェイス
スケール**

自分のいまの心情に近い表情を選んでもらう。

0　1　2　3　4　5

不眠に悩む人には、睡眠の自覚的評価尺度を使う

客観的評価ではズレが生じるため、自覚的評価で熟眠感などを把握する。

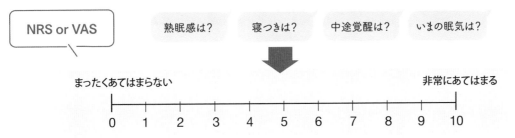

NRS or VAS

熟眠感は？　寝つきは？　中途覚醒は？　いまの眠気は？

まったくあてはまらない　　　　　　　　　　　　　　　　　非常にあてはまる

0　1　2　3　4　5　6　7　8　9　10

熟眠感、寝つきなどの項目別に1〜10で回答、または左下のバーで指差ししてもらう。

RSQ-W-J

1（まったくあてはまらない）〜5（非常にあてはまる）の5段階で回答。起床後に確認し、日中の活動への影響を見る。

① 疲れている？（R）　② 眠たい？（R）
③ 気分がいい？　④ 休息できた？
⑤ リフレッシュや回復はできた？
⑥ 1日を始める準備はできた？
⑦ 元気はみなぎっている？
⑧ 頭はさえている？　⑨ 機嫌が悪い？（R）

急性期などには向かないので、状況を考えて！

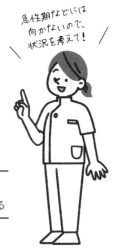

結果

RSQ-W-J合計得点＝（RSQ-W-J全項目の平均値－1）×25
⇒計0〜100点。得点が高いほど、休養感のある睡眠がとれている

（「Development and validation of the Japanese version of the Restorative Sleep Questionnaire in community samples.」Ibata R et al., Sleep Medicine vol.108：45-52, 2023 より引用）

高齢者などでは、せん妄スクリーニングツールも役立つ

| A項目：意識・覚醒・環境認識レベル | ● 現実錯覚：夢と現実の区別がつかない、見間違えなど　● 興奮：そわそわ落ち着かない
● 活動性の低下：反応が乏しい、視線をあわせない、億劫そうなようす など
● 気分の変動：情緒不安定なようす　● 妄想　● 幻覚　● 睡眠覚醒リズムの変動 |

↓ 1つでもあてはまれば

| B項目：認知の変化 | ● 見当識障害：時間・場所・人物に対する認識の障害
● 記憶障害：最近急激に始まった記憶障害 |

↓ 1つでもあてはまれば

| C項目：症状の変動 | ● 精神症状の発症パターン：現在の精神症状が最近急激に始まった、変化した
● 症状の変動：症状に日内変動がある |

↓ 1つでもあてはまれば

せん妄の疑い

興奮しやすい「活動型せん妄」のほか、精神活動が低下する「低活動型せん妄」、その混合型もあり、これらを念頭に置いてチェック。

（「せん妄スクリーニング・ツール（DST）の作成」町田いづみほか、総合病院精神医学 vol.15（2）：150-155, 2003 より引用）

オレム－アンダーウッド理論でセルフケア能力を捉える

セルフケア支援は、医学的治療と同じくらい重要な看護ケア。生理的欲求を満たしながら、症状をうまくコントロールする力を高めていきます。リカバリーするための基礎体力ともいえる力です。

》健康や生活を保つため、自身でできるケア

精神科看護におけるセルフケア理論といえば、オレム－アンダーウッド理論。その基礎は、アメリカの看護学者D・オレムが1970年代に発表した理論です。すべての人に必要な普遍的要素として、「十分な空気・水分・食物摂取」「排泄」「活動と休息のバランス」「孤独と社会相互作用のバランス」などをあげました。

それに対し、P・アンダーウッドが精神科看護の視点を加えて修正。病気にばかり目を向けず、生活能力を高めることを重視し、「個人衛生」などの項目を加えます。**現代の日本では、「安全を保つ能力」「病気とのつきあい」を加え、右図の計7要因で考えるのが一般的です。**

》大事なのは、自立よりも "自己決定"

日々の看護でも、この7要因をもとにアセスメントします。大切なのは、何もかも援助せず、できない部分だけ支援すること。ポジティブ・フィードバックで強みを引き出しながら、できることを増やしていきます。

一方で、**支援の最重要目標は自立ではありません。自己決定としてセルフケアをおこなえるようになることです。**これもアンダーウッドが提唱した重要な視点です。「退院して、好きなアイドルのライブに行きたいんでしたよね」「そのためには、身だしなみを整えることも大事かも」などと、リカバリーのための目標、希望に関連づけて意欲を引き出しましょう。

自分をケアし、人に頼ることで、セルフケアが可能に

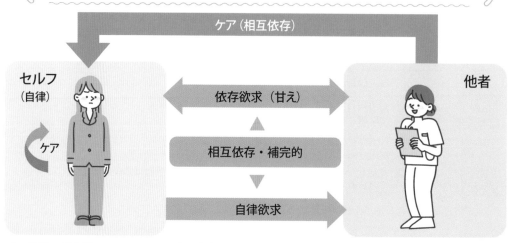

オレムの理論の概念図。セルフケアは、自分自身へのケアとともに、他者への依存で成立する二重構造と考えた。

（『セルフケア看護アプローチ 理と実践―そして創造 第2版』野嶋佐由美監修、粕田孝行・宇佐美しおり著、日総研出版、2000より作成）

セルフケアは、7つの視点でアセスメントする

生活管理だけでなく、症状のコントロール、クライシスへの対処なども含む。

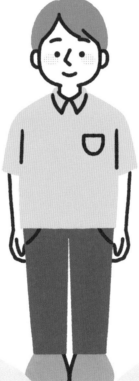

I 空気・水・食物

空気は呼吸をさし、バイタルサインの測定が大事。水分や食事では、量の過不足や食事拒否などの課題がないか見て、背景要因を探る。

II 排泄

抗精神病薬の影響で便秘になることも多い。排便の回数、量、硬さはどうか見る。頻尿などの排尿障害がないかもあわせてチェック。

III 個人衛生

洗顔や入浴などができないと、人間関係を築いていくうえで不利になる。季節や気温、場面にあわせて身だしなみを整えられるかも大事。

IV 活動と休息のバランス

睡眠によって十分に休息をとれているか。日中の臥床や閉じこもりがなく活動できているか、または過活動に陥っていないかを評価。

V 孤独とつきあいのバランス

症状に阻害されずに、適切な対人関係を築き、維持できるか。個人の特性もあるので、リカバリーのために必要な範囲と程度で考える。

VI 安全を保つ能力

希死念慮や自殺企図、他害のリスクがないか。転倒・転落のリスクはどうか。クライシスに気づき、対処する能力も含まれる。

VII 病気とのつきあい

病名を受け入れられない、主体的に服薬できないなどの課題がないか。症状をコントロールする方法をうまく身につけているか。

143

食事や清潔などのケアも、精神症状に応じた配慮を

食事や清潔、排泄などのセルフケアが困難なとき、代わりにやってあげてばかりでは、リカバリーの力を奪うことに。何が支障になっているか、どうすればできそうかを一緒に考えます。

なぜできないか、どうしたらできるかを考える

食べたくない、食べられない理由は1人1人違う。決めつけずに対処を。

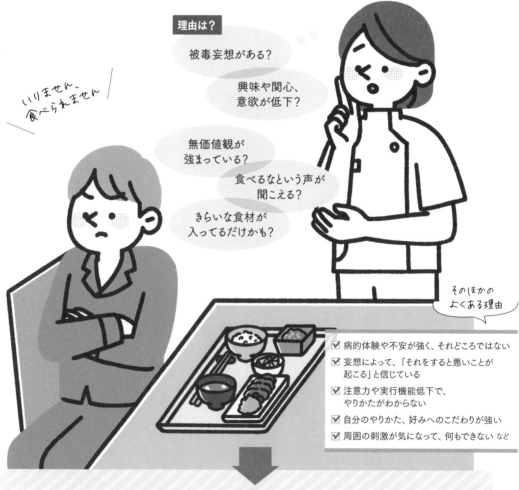

理由は？

被毒妄想がある？

興味や関心、意欲が低下？

無価値観が強まっている？

食べるなという声が聞こえる？

きらいな食材が入ってるだけかも？

いりません、食べられません

そのほかのよくある理由

☑ 病的体験や不安が強く、それどころではない
☑ 妄想によって、「それをすると悪いことが起こる」と信じている
☑ 注意力や実行機能低下で、やりかたがわからない
☑ 自分のやりかた、好みへのこだわりが強い
☑ 周囲の刺激が気になって、何もできない など

うまくできる方法を、一緒に探っていこう

思いを話してもらい、いい方法がないか一緒に考える。まだ話せないようなら、別のアプローチを試みて理由を探る方法も。

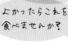

売店で買ったパンなんだけど

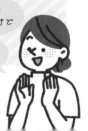

よかったらこれを食べませんか？

》 原因はさまざま。自我境界も一因になる

　調子を崩してセルフケア困難になることは、誰にでもあります。精神疾患特有の困難もありますが、"精神疾患だからできない"という決めつけは禁物です。対象者を観察し、思いに耳を傾け、どうすればできるようになるかを考えましょう。**動機づけや理解度も重要で、したくてもできないのか、必要性がわからないからしないのかなどを把握したうえで支援します。**

　たとえば、統合失調症をもつ人の入浴拒否。「入浴すると悪いことが起きる」などの幻覚・妄想があるのかもしれません。自我境界の低下で、体が湯に溶けるように感じられるという人もいます。入浴の予約方法がわからないなど、実行機能が問題となることもあります。

　いずれの場合も、必要性の説明・指導だけでは不十分。**できない理由を掘り下げながら、どうすればできそうかを一緒に考えましょう。**幻覚・妄想の場合は、「私はそうは思わないよ」と、Ⅰメッセージで伝える方法もあります。

段階に応じて、ケアのレベルを調整

セルフケアレベル		説明
オレム	アンダーウッド	
全代償	レベルⅠ	対象者自身は行動せず、ナースが全面的に援助
一部代償	レベルⅡ	対象者自身も何らかのセルフケアをおこない、ナースは必要に応じて一部援助
支持・教育	レベルⅢ	対象者自身である程度のセルフケアができる。ナースはそのためのサポートや教育を担う
	レベルⅣ	対象者はほとんど自立していて、ナースの直接のケアを必要としてない

どこまで支援するかは、ケアの方向性として重要。上表を指標に看護計画にも明記する。

（ 家族教育も大事。本人の意向ありきでサポートを ）

セルフケアに関する親の期待値が問題になることも。対象者が親に望むことを聞き、それをもとに見守ってもらう。

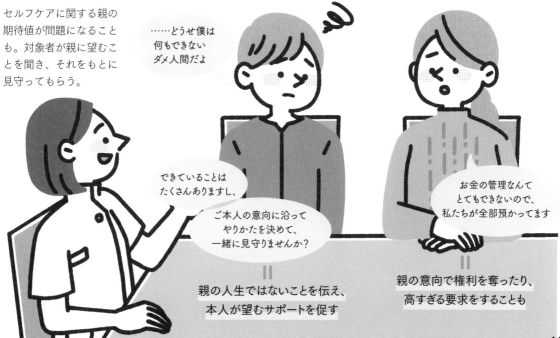

……どうせ僕は
何もできない
ダメ人間だよ

できていることは
たくさんありますし、

ご本人の意向に沿って
やりかたを決めて、
一緒に見守りませんか？

＝

親の人生ではないことを伝え、
本人が望むサポートを促す

お金の管理なんて
とてもできないので、
私たちが全部預かってます

＝

親の意向で権利を奪ったり、
高すぎる要求をすることも

疾患からくる自傷・他害や、アクティベート症候群に注意

精神科病棟の急変時対応で、まず知っておかなくてはならないのが自傷です。サインに気づき、予防することが第一ですが、起きてしまった場合にどう動けばいいかも理解しておきましょう。

》リスクをチームで共有し、万全の対策を

全国106の精神科病院を対象とした調査では、過去3年に自殺があった施設が全体の67%。主病名は気分障害と統合失調症が半数以上を占め、多くは自殺直前の不安定さや希死念慮が見られています（下図参照）。こうしたリスクを評価し、万全の対策を講じましょう。

いざ起きたときは大至急人を集め、救急カートや除細動器、モニター、酸素などを準備します。BLSの研修を受けたうえで、日ごろからイメージトレーニングを積んでおきましょう。

》抗うつ薬処方直後の不安・焦燥は危険！

抗うつ薬が原因で起こる自傷もあります。「アクティベート症候群」といい、不安や焦燥、パニック発作などが一過性に生じるものです。

自傷のリスクがとくに高いのは、投薬開始後9日以内（Jick H，Kaye JA & Jick SS, 2004）。セロトニンの機能亢進で不安、興奮、多動などが生じる「セロトニン症候群」もあり、こちらは服薬当日〜翌日が高リスクです。入院中に新規薬剤が処方されたときは、服用後のようすに変化がないかをよく確認してください。

《 気分障害や統合失調症ではとくに、自殺が多い 》

全国106の精神科病院を対象とした調査。このような傾向を理解し、予防策を万全に。

背景にあった精神疾患

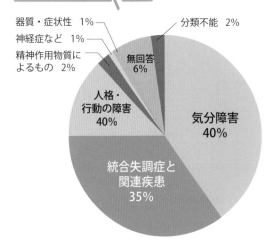

- 器質・症状性　1%
- 神経症など　1%
- 精神作用物質によるもの　2%
- 分類不能　2%
- 無回答　6%
- 人格・行動の障害　40%
- 気分障害　40%
- 統合失調症と関連疾患　35%

気分障害と統合失調症、パーソナリティ障害をもつ人の自殺が多い。

院内自殺直前のできごと＆予兆

- ● 精神症状が不安定〜悪化…………41.7%
- ● 過去に自殺企図や自傷行為あり…38.9%
- ● 希死念慮や可能性の示唆…………25.7%
- ● 親しい者との死別……………………10.4%
- ● 身体症状が不安定化〜悪化………8.3%
- ● 不眠が続いていた……………………6.9%
- ● 不明あるいは予兆なし………………25.0%
- ● その他（離院、家族とのトラブル、同室者とのトラブルなど）……………22.9%

直前に何らかの徴候が見られたケースが多数。人間関係のトラブルや死別も少なくなかった。

（「わが国の医療施設における自殺事故の大規模調査Ⅰ——精神科医療施設における自殺事故——」杉山直也ほか，精神神経学雑誌 vol.110（11）：1038-1044, 2008 より引用、一部改変）

入院時や悪化時などに、自傷・他害のアセスメントを

自殺のリスクアセスメント

「高」にチェックがつくほど危険です！

「何かおかしい」という感覚も大切だが、同一基準でチームで評価することも大事。

	リスク	低	中	高
1	精神疾患		□ あり	統合失調症・うつ病・AL・薬物・摂食障害
2	身体疾患	□ なし	□ あり（　　　　　　　　　　　）	
3	自傷・自殺企図歴		□ あり	□ 致死的　□ 1か月以内（企図頻回・自傷エスカレート）
4	自殺の手段	□ 考えていない	□ 考えている	□ 致死的手段（　　　）
5	自殺の準備	□ 考えていない		□ 準備している（致死的手段・遺書等）
6	飲酒・薬物乱用			□ 酩酊・過量服薬
7	他者を巻き込む可能性			□ あり
8	家族・知人等	□ 側にいる	□ 側にいない	□ 誰もいない・非協力
9	支援	□ 求めている		□ 求めていない・得られない
10	経済状況			□ 困窮・借金・失業
11	家族・身近な人の死	□ なし	□ あり	□ 自死遺族
12	自殺に関する発言			□ 即実行する
13	自殺意思の修正		□ 可能	□ 不可能
14	【自殺したい理由】			
15	【本人の様子】			
16	【精神科治療歴】 □ あり　病名（　　　）　□ 退院1か月以内 □ なし			
17	【備考】			

（「精神科救急医療ガイドライン 2022 年版」一般社団法人日本精神科救急学会監修、
杉山直也・藤田 潔編、一般社団法人日本精神科救急学会, 2022 より引用）

アセスメントシートの一例。入室時にまず評価し、物品預かりや見守りなどの対策につなげる。

暴力のリスクアセスメント

いつもより混乱している（発言の内容がまとまらない、あるいは説明を理解しない、幻覚妄想が活発）
いつもよりささいなことに反応する、易刺激的であり、すぐイライラする
いつもより態度が乱暴だ（ドアを乱暴に閉める、何となく乱暴、声が大きい）
いつもより脅かすような仕草（拳に力が入り身体が緊張している）をする
いつもより言葉が乱暴で脅かすようなことをいう（非難する、脅かすなど）
いつもよりものにあたる（壁をたたくなどやつあたりのような）

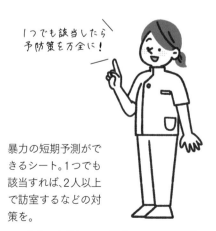

1つでも該当したら予防策を万全に！

暴力の短期予測ができるシート。1つでも該当すれば、2人以上で訪室するなどの対策を。

（「The Brøset Violence Checklist：Sensitivity, Specificity and inter-rater Reliability.」Almvik R, Woods P & Rasmussen K, Journal of Interpersonal Violence vol.15（12）：1284-1296, 2000／「Broset Violence Checklist（BVC）日本語版による精神科閉鎖病棟における暴力の短期予測の検討」下里誠二ほか、精神医学 vol.49（5）：529-537, 2007 より引用）

転倒・転落、誤嚥などの事故も起こりえる

自傷以外の急変もあり、致死性不整脈や心筋梗塞などで命を落とすおそれがあります。アクシデントとしては転倒・転落が最多で、自傷・他害と同じく、入室時からのリスク評価が役立ちます。

》高齢化が進むほど、心疾患などが増える

高齢になるほど、何らかの基礎疾患をもっているもの。入院時から見られた身体合併症が悪化し、急変に至ることもあります。一方で肺塞栓症のように、院内で突然発症するものも。頻度の高い急変を知っておく必要があります。

とくに緊急度が高いのが循環器・呼吸器系で、致死性不整脈、肺塞栓症などは初動の早さが肝心です。誤嚥や窒息も同じ。呼びかけに反応がなければ、BLSに則って心肺蘇生を。反応がある場合も医師を呼び、12誘導心電図などの機器・物品をすばやく用意します。自傷と同様、日ごろから初動をイメージしておきましょう。

》薬が転倒リスクに。高齢者ではとくに注意

転倒・転落も精神科でたびたび見られるアクシデントです。死亡リスクはもちろん、高齢者では骨折から寝たきりになる場合もあります。

筋力の低下や不穏、夜間排尿などがあれば、転倒・転落リスクは高まります。右のようなシートでリスク評価をしておきましょう。**向精神薬の影響でめまい、ふらつきが起きることもあり、日ごろから歩行様式なども見ておきます。**

ただし完璧な対策はできません。事故予防のために拘束したり、安全ベルトを使うと、尊厳や人権を脅かすことに。入院時に転倒・転落のリスクを説明しておくことも必要でしょう。

《 命にかかわる内科系急変を覚えておこう 》

精神科の身体救急疾患で、とくに緊急度が高いとされる代表的疾患。

緊急度が高い		
	致死的不整脈	向精神薬でQTが延長し、心室性不整脈を起こすこともある
	心筋梗塞	高血圧、糖尿病などのリスク要因をもつ人ではとくに注意
	肺塞栓症（はいそくせんしょう）	長期臥床、身体拘束を避けることが最大の予防策となる
	誤嚥（ごえん）、窒息	のどを押さえる「チョークサイン」などを見逃さない
	水中毒によるけいれん	日ごろから水分摂取量を把握しておき、予防に努める
	糖尿病性ケトアシドーシス	異常高血糖で、昏睡、悪心（おしん）・嘔吐、脳浮腫などをきたす
	イレウス	麻痺性（まひせい）も問題だが、腸管がからまる絞扼性（こうやくせい）はより危険
	横紋筋融解症（おうもんきんゆうかいしょう）（悪性症候群含む）	抗精神病薬の副作用。発熱や自律神経症状などを認める
	消化管出血	吐血、黒色便、血便のほか、発汗や失神を認めることも
	脳血管障害	顔面や上肢の麻痺、言語障害の有無をチェックする

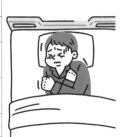

（『抗精神病薬の「身体副作用」がわかる The Third Disease』長嶺敬彦、医学書院、2006より作成）

転倒・転落リスクは入院時にアセスメントしておく

精神科病棟では、薬の影響で若年者に起こることも。入室者全員を評価する。

以前に転倒・転落したことがある（概ね3か月以内）

いいえ ↓   はい

転びそうな印象がある（看護師の直感）

いいえ ↓   はい

1～18の項目の合計点数で、レベルⅠ・Ⅱに分類

番号	分解	項目	スコア	評価日 /	評価日 /	評価日 /
1	年齢	70歳以上	1点	□	□	□
2	活動	足腰の弱り・筋力低下・麻痺がある	3点	□	□	□
3		ふらつきがある				
4		車椅子・杖・歩行器を使用している				
5	認識	不穏行動がある	4点	□	□	□
6		理解力・記憶力の低下がある				
7		自立心が強い				
8		自分を過大評価する				
9	排泄	夜間トイレに起きる	2点	□	□	□
10		排泄時見守りが必要				
11		排泄時介助が必要				
12	神経系に作用する薬剤	麻薬使用	5点	□	□	□
13		抗不安薬・睡眠薬	3点	□	□	□
14		抗精神病薬・抗うつ薬・気分安定薬・精神刺激薬・抗てんかん薬・片頭痛薬・鎮痛薬・制吐薬・鎮暈薬・抗パーキンソン薬・脳卒中薬・抗認知症薬・自律神経作用薬・筋弛緩薬等のうちめまい・ふらつき等の副作用がある薬剤	4点	□	□	□
15	その他薬剤	浣腸・緩下剤使用	1点	□	□	□
16		降圧剤・利尿剤使用	1点	□	□	□
17	環境	入院・転科・転棟・転室した（48時間以内）	2点	□	□	□
18		点滴・酸素吸入・ドレーン類あり	2点	□	□	□
		合計点数⇒				

合計点数 0～6点   合計点数 7点以上

転倒・転落リスクレベルⅠ
転倒・転落を起こす可能性がある
転倒・転落防止標準対策実施

転倒・転落リスクレベルⅡ
転倒・転落を起こしやすい
転倒・転落防止標準対策実施　及び
個別看護計画立案・実施

転倒・転落防止標準対策（入院患者全員に必ず説明・実施する）
☑ ベッドの位置・ストッパー・高さ（転落の恐れがある⇒最下段、通常⇒患者の足底から膝高よりやや高め）
☑ ベッド柵、ベッドコントローラーの取り扱い方法を患者・家族に説明
☑ 床頭台の位置を患者と相談して設定し、ストッパーをかける　☑ ポータブルトイレ（必要時）の位置を設定する
☑ キャスター付の物品（オーバーテーブル・点滴スタンドなど）に体重をかけると危険であることを説明
☑ ナースコールを手の届く位置に置き、取り扱いを説明し、実際に一度押していただく
☑ 影響のある薬剤を内服している場合、転倒・転落しやすいことを説明し、ナースコールするように促す
☑ 照明の on-off の方法、調節方法、夜間の使用法を説明
☑ 履き物はスリッパ・サンダルを避け、踵を覆う履きなれた靴を準備していただく　☑ 寝巻・パジャマの裾丈が長いと危険と説明

【観察：該当する項目をチェックし看護指示またはフローシートに反映し、次回の評価まで確認する】
☑ ADL・自立度の把握　☑ 排泄頻度・時間等パターンの把握　☑ 鎮静剤・睡眠剤等の服用後の観察
☑ 判断力・理解力の変化を予測　☑ 移動動作の観察　☑ 頻回に巡視し観察

リスクレベルに応じて対策。拘束しなくても、
履きものや環境整備など、できる対策はある。

（「転倒・転落防止対策マニュアル（予防から対応まで）」東京都病院経営本部，東京都病院経営本部サービス推進部患者サービス課，2009より引用、一部改変）

精神科で使うおもな薬

治療に欠かせない薬ですが、対象者自身が特性を理解し、セルフケアとして飲めるようになることがいちばん大事です。そのためにもベネフィットとリスクを把握し、わかりやすく説明できるようにしておきましょう。

統合失調症の薬

幻覚・妄想などの陽性症状を抑え、再発を予防する。ドパミン神経系の伝達を抑制し、幻覚・妄想などの陽性症状を鎮める。第二世代の薬は陰性症状にも効果があり、生活の妨げとなる副作用が出にくいことから、通常は第二世代が第一選択となる。

第一世代
（定型抗精神病薬）

陽性症状の抑制効果は高いが、錐体外路症状が問題に。代表的なのは歩行障害や安静時振戦が生じる「パーキンソン症状」、頸部・体幹・舌がねじれたり突っ張ったりする「ジストニア」、顔面などが不随意にこまかく動く「ジスキネジア」で、ジスキネジアは遅発性のことも多い。頻度は低いが、突然の高熱、意識障害、筋強剛、クレアチンキナーゼ異常高値などを認める「悪性症候群」にも注意。ゾテピンは構造的にはSDA（セロトニン・ドパミン拮抗薬）で非定型抗精神病薬だが、古くからあり、第一世代に含めることが多い。

一般名（商品名）	剤形	用量	代表的な副作用
クロルプロマジン（商 コントミン／ウインタミン）	錠剤：12.5mg、25mg、50mg、100mg 注射剤：10mg（2mL）、25mg（5mL）、50mg（5mL）（ウインタミンは細粒剤10%のみ）	［経口］少量から開始し、通常1日50〜450mgを分割して服用 ［注射］1回10〜50mgを緩除に筋注。適宜増減	眠気、倦怠感、錐体外路症状、悪性症候群、便秘、口渇、尿閉、月経異常、体重増加、QT延長、イレウスなど
スルピリド（商 ドグマチール）	錠剤：50mg、100mg、200mg 細粒剤：10%、50% カプセル：50mg 注射剤：50mg（2mL）、100mg（2mL）	［経口］少量から開始し、通常1日300〜600mgを分割して服用。最大用量1200mgとして適宜増減 ［注射］1回100〜200mgを筋注。最大用量600mgとして適宜増減	
ゾテピン（商 ロドピン）	錠剤：25mg、50mg、100mg 細粒剤：10%、50%	少量から開始し、1日75〜150mgを分3で服用。最大用量450mgとして適宜漸増	てんかん発作、QT延長、眠気、倦怠感、悪性症候群、口渇、便秘、下痢、排尿困難など
ハロペリドール（商 セレネース）	錠剤：0.75mg、1mg、1.5mg、3mg 細粒剤：1% 液剤：0.2% 注射剤：5mg（1mL）	［経口］1日0.75〜2.25mgで開始。徐々に増量し、3〜6mgで維持 ［注射］1回5mgを1日1〜2回筋注または静注	悪性症候群、QT延長、便秘、口渇、下痢、倦怠感、眠気、錐体外路症状、月経異常、体重増加、イレウスなど
ハロペリドールデカン酸エステル（商 ハロマンス）	注射剤：50mg（1mL）、100mg（1mL）	1回50〜150mgを4週間隔で筋注。用量・間隔ともに適宜調節	
フルフェナジン（商 フルメジン）	錠剤：0.25mg、0.5mg、1mg 散剤：0.2%	少量から開始し、1日1〜10mgを分割して服用	眠気、倦怠感、錐体外路症状、悪性症候群、便秘、口渇、尿閉、月経異常、体重増加、QT延長、イレウスなど
フルフェナジンデカン酸エステル（商 フルデカシン）	注射剤：25mg（1mL）	少量から開始し、1回12.5〜75mgを4週間隔で筋注。初回最大用量50mgとして適宜増減	
レボメプロマジン（商 ヒルナミン／レボトミン）	錠剤：5mg、25mg、50mg 散剤：50%（レボトミンは10%もあり） 細粒剤：10% 注射剤：25mg（1mL）	［経口］少量から開始し、1日25〜200mgを分割して服用 ［注射］1回25mgを筋注	

第二世代
（非定型抗精神病薬）

1980年代以降に開発された薬で、ドパミン以外の受容体にも作用することから「非定型」とよばれる。セロトニン神経系に作用し、抑うつなどの陰性症状にも効果が期待できる。錐体外路症状など、第一世代で問題となった副作用は比較的少ない。ただし体重増加や高血糖など、別の副作用が問題となるため、定期的な血液検査、食事その他のセルフケアで、生活習慣病に陥らないよう注意する。

SDA
（セロトニン・ドパミン拮抗薬）

ドパミン（D_2）受容体、セロトニン（5-HT_{2A}）受容体に作用。陽性症状に効果を発揮するほか、陰性症状にも多少の効果が期待できる。

一般名（商品名）	剤形	用量	代表的な副作用
パリペリドン（商 インヴェガ）	錠剤：3mg、6mg、9mg	1日6mgを1日1回朝食後で開始。最大用量12mgとして適宜増減。増量は5日以上あけて3mgずつ	悪性症候群、不眠、眠気、倦怠感、錐体外路症状、便秘、易刺激性、流涎過多、不安、月経異常、体重増加など
パリペリドンパルミチン酸エステル（商 ゼプリオン水懸筋注／ゼプリオンTRI水懸筋注）	注射剤：25mg（0.25mL）、50mg（0.5mL）、75mg（0.75mL）、100mg（1mL）、150mg（1.5mL）（TRIでは175mg、263mg、350mg、525mg）	1回75mgを4週間に1回筋注。最大用量150mgとして適宜増減。TRIは上記用量の3.5倍量を12週間に1回筋注。最大用量525mgとして適宜増減	
ブロナンセリン（商 ロナセン）	錠剤：2mg、4mg、8mg 散剤：2%	1日8mgを分2（食後）で開始し、8〜16mgで維持。最大用量24mgとして適宜増減	悪性症候群、不眠、錐体外路症状、便秘、易刺激性、流涎過多、不安、倦怠感、光過敏症（貼付剤の場合）など
ブロナンセリンテープ（商 ロナセンテープ）	貼付剤：20mg、30mg、40mg	通常1日40mgで、24時間おきに貼り替える。最大用量80mgとして適宜増減	
ペロスピロン（商 ルーラン）	錠剤：4mg、8mg、16mg	1日12mg分3で開始し、最大用量48mgとして12〜48mg分3で維持。適宜増減	悪性症候群、不眠、錐体外路症状、便秘、易刺激性、眠気、流涎過多、不安、倦怠感、月経異常、体重増加など
リスペリドン（商 リスパダール）	錠剤：1mg、2mg、3mg 細粒剤：1% 液剤：1mg（1mL） 口腔内崩壊錠：0.5mg、1mg、2mg	1日2mgを分2で開始し、最大用量12mgとして2〜6mgで維持。適宜増減	
リスペリドン持効性懸濁注射液（商 リスパダール コンスタ筋注用）	注射剤：25mg（2mL）、37.5mg（2mL）、50mg（2mL）	1回25mgを2週間隔で筋注、最大用量50mgとして適宜増減	
ルラシドン（商 ラツーダ）	錠剤：20mg、40mg、60mg、80mg	1日40mgを1日1回服用。最大用量80mg	薬剤性パーキンソニズム、アカシジア、起立性低血圧、体重増加、高プロラクチン血症、月経異常など

MARTA	ドパミン（D₂）受容体、セロトニン（5-HT₂ₐ）受容体以外にもさまざまな受容体に作用。鎮静効果が高い傾向がある。

一般名（商品名）	剤形	用量	代表的な副作用
アセナピン（薬シクレスト）	舌下錠：5mg、10mg	1回5mgを1日2回舌下で開始。最大用量は1回10mgを1日2回	起立性低血圧、舌の感覚鈍麻、体重増加、鎮静、口渇、尿閉、体重増加、脂質異常、月経異常、性機能異常など
オランザピン（薬ジプレキサ）	錠剤：2.5mg、5mg、10mg 細粒：1% 注射剤：10mg	［経口］少量から開始し、1日1回就寝前に10mg服用。最大用量20mgとして適宜増減 ［注射］1回10mgを注射用水2.1mLに溶解し筋注。2時間以上あけて、1日2回まで	脂質異常、体重増加、高血糖、眠気、倦怠感、口渇、尿閉、体重増加、月経異常、性機能異常、悪性症候群など
オランザピン（薬ジプレキサザイディス）	口腔内崩壊錠：2.5mg、5mg、10mg		
クエチアピン（薬セロクエル）	錠剤：25mg、100mg、200mg 細粒剤：50%	1日25mgを分2～3で開始。1日150～600mgを分2～3で維持。最大用量750mg	眠気、めまい、便秘、体重増加、高血糖、脂質異常、倦怠感、口渇、尿閉、月経異常、性機能異常など
クロザピン（薬クロザリル）	錠剤：25mg、100mg	初日は1日12.5mgを1日1回、2日目は25mgに増量、3日目以降は症状に応じて1日25mgずつ増量。原則3週間以上かけて1日200mgまで増量し、200～400mgで維持。最大用量は1日600mgで、1日50mg以上では分2～3で服用	無顆粒球症、白血球減少症、心筋炎、眠気、倦怠感、口渇、尿閉、体重増加、脂質異常など ＊登録医師のみ使用可能。処方開始時の同意書、4週間に1回以上の血液検査が必要

DSS（ドパミン・システムスタビライザー）	ドパミンが過剰な場合は拮抗薬として、低下時は作動薬として作用し、ドパミン神経系の働きをうまく調節。

一般名（商品名）	剤形	用量	代表的な副作用
アリピプラゾール（薬エビリファイ）	錠剤：1mg、3mg、6mg、12mg 口腔内崩壊錠：3mg、6mg、12mg、24mg 散剤：1%　液剤：0.1%	1日6～12mgを1日1回から開始。6～24mgで維持。最大用量30mgとして適宜増減	不眠、眠気、アカシジア、嘔気、低プロラクチン血症、精神運動興奮、QT延長など
アリピプラゾール水和物（薬エビリファイ持続性水懸筋注用）	注射剤：300mg、400mg	1回400mgを4週間に1回筋注。症状、忍容性に応じて300mgに減量	

SDAM（セロトニン・ドパミン・アクティビティ・モジュレーター）	ドパミン（D₂）受容体とセロトニン（5-HT₂ₐ）の部分作動薬、セロトニン神経系の拮抗薬として両者を調節。

一般名（商品名）	剤形	用量	代表的な副作用
ブレクスピプラゾール（薬レキサルティ）	錠剤：1mg、2mg 口腔内崩壊錠：0.5mg、1mg、2mg	1日1mgを1日1回で開始。4日以上あけて増量し、2mgで維持	起立性低血圧、鎮静、口渇、尿閉、体重増加、高プロラクチン血症、月経異常、性機能異常、精神運動興奮など

うつ病の薬

もっとも歴史があるのが三環系抗うつ薬。しかしさまざまな神経伝達物質の受容体、輸送体に作用するため、副作用も多い。そこでセロトニンやノルアドレナリンなど、ターゲットとする神経伝達物質に作用するSSRI、SNRIなどが開発され、現在はこれらが第一選択とされている。

三環系抗うつ薬	セロトニン受容体やノルアドレナリン受容体以外に、ヒスタミン受容体、アセチルコリン受容体にも作用するため、抗ヒスタミン作用、抗コリン作用による副作用が出やすい。抗ヒスタミン作用では体重増加や眠気、抗コリン作用では口渇、便秘、イレウス、尿閉、性機能障害などの副作用がとくに問題となりやすい。

一般名（商品名）	剤形	用量	代表的な副作用
アミトリプチリン（薬トリプタノール）	錠剤：10mg、25mg	1日30～75mgを分割服用で開始し、150mgまで漸増（まれに300mgまで）	QT延長、イレウス、嘔気、下痢、便秘、起立性低血圧、口渇、排尿困難、眠気、悪性症候群、セロトニン症候群など
アモキサピン（薬アモキサン）	細粒剤：10% カプセル：10mg、25mg、50mg	1日25～75mgを1日1回または分割で服用。効果不十分時は150mgまで増量、最大用量は300mgまで	
イミプラミン（薬イミドール／トフラニール）	錠剤：10mg、25mg	1日25～75mgを分割服用で開始し、1日200mgまで漸増（まれに300mgまで）	
クロミプラミン（薬アナフラニール）	錠剤：10mg、25mg 注射剤：25mg（2mL）	［経口］1日50～100mgを分1～3で服用。最大用量225mgとして適宜増減 ［注射］生理食塩水または5%ブドウ糖液250～500mLに1アンプルを加え、2～3時間かけて1日1回点滴静注。最大用量3アンプルとして増量可	
ノルトリプチリン（薬ノリトレン）	錠剤：10mg、25mg	1日30～75mgを分2～3で服用。最大用量150mgとして適宜増減	

四環系抗うつ薬

三環系の副作用を改善すべく、1980年代に開発された薬。抗コリン作用による副作用は軽減されたが、鎮静・催眠作用が強い。そのためうつ病の第一選択となることはほとんどなく、せん妄や不眠などの問題があるときに選択されることがある。

一般名（商品名）	剤形	用量	代表的な副作用
トラゾドン（圏デジレル／レスリン）	錠剤：25mg、50mg	1日75〜100mgを1日1回または分割で服用。最大用量200mgとして適宜増減	眠気、頭痛、倦怠感、めまい、ふらつき、口渇、便秘、QT延長、悪性症候群、セロトニン症候群、持続性勃起など
マプロチリン（圏ルジオミール）	錠剤：10mg、25mg	1日30〜75mgを分2〜3、または1日1回夕食後あるいは就寝前に服用。適宜増減	眠気、頭痛、倦怠感、口渇、めまい、ふらつき、便秘、悪性症候群、てんかん発作、皮膚粘膜眼症候群、無顆粒球症など
ミアンセリン（圏テトラミド）	錠剤：10mg、30mg	1日30mgを分割で服用、または1日1回夕食後あるいは就寝前に服用。最大用量60mgとして適宜増減	眠気、頭痛、倦怠感、口渇、めまい、ふらつき、便秘、悪性症候群、無顆粒球症、QT延長、肝機能障害、けいれんなど

SSRI（選択的セロトニン再取り込み阻害薬）

精神を安定させる作用をもつ神経伝達物質「セロトニン」に作用する薬。シナプスにあるセロトニンの輸送体（セロトニントランスポーター）に作用し、再取り込みを防ぐことで、脳内での濃度を高める。三環系より副作用が少ないが、セロトニン関連の副作用として消化器症状や性機能障害が出ることも。アクティベート症候群、セロトニン症候群（→ P146）発症時は使用を中止すること。

一般名（商品名）	剤形	用量	代表的な副作用
エスシタロプラム（圏レクサプロ）	錠剤：10mg、20mg	1回10mgを1日1回服用。最大用量20mgとして適宜増減	嘔気・嘔吐、頭痛、めまい、眠気、性機能障害、QT延長、セロトニン症候群、けいれん、SIADHなど
セルトラリン（圏ジェイゾロフト）	錠剤：25mg、50mg、100mg　口腔内崩壊錠：25mg、50mg、100mg	1回25mgを1日1回夕食後服用で開始。最大用量100mgとして適宜増減	
パロキセチン（圏パキシル／パキシルCR）	錠剤：5mg、10mg、20mg（CRは6.25mg、12.5mg、25mg）	1回10〜20mgを1日1回夕食後服用で開始。1週間で10mgずつ増量。最大用量40mgとして適宜増減（CR錠剤は12.5mgから開始し、1週間以上あけて12.5mgずつ増量。最大用量50mgとして適宜増減）	
フルボキサミン（圏デプロメール／ルボックス）	錠剤：25mg、50mg、75mg	1日50mgを分2・食後服用で開始。最大用量150mgとして適宜増減	
ボルチオキセチン（圏トリンテリックス）	錠剤：10mg、20mg	1回10mgを1日1回服用、最大用量を20mgとして適宜増減。増量時は1週間以上あける	嘔気、頭痛、めまい、便秘、性機能障害、セロトニン症候群、けいれん、SIADHなど

SNRI（セロトニン・ノルアドレナリン再取り込み阻害薬）

交感神経を亢進して心身の働きを活発にする神経伝達物質「ノルアドレナリン」にも作用する。増えすぎると不眠や易怒性などの問題が生じるが、セロトニンによって濃度がコントロールされる。ただしSSRIと同様の副作用のほか、ノルアドレナリンへの作用による高血圧、排尿障害などが出ることも。バイタルサインとともに、排尿障害などの自覚症状もよく確認する。

一般名（商品名）	剤形	用量	代表的な副作用
デュロキセチン（圏サインバルタ）	カプセル：20mg、30mg	1回20mgを朝食後服用で開始。最大用量60mgとして適宜増減	嘔気・嘔吐、頭痛、めまい、眠気、性機能障害、尿閉、QT延長、セロトニン症候群、けいれん、SIADH、緑内障など
ベンラファキシン（圏イフェクサーSR）	カプセル：37.5mg、75mg	1回37.5mgを1日1回食後服用で開始。最大用量225mgとして適宜増減	嘔気・嘔吐、頭痛、めまい、眠気、性機能障害、高血圧、QT延長、セロトニン症候群、けいれん、緑内障、SIADHなど
ミルナシプラン（圏トレドミン）	錠剤：12.5mg、15mg、25mg、50mg	1日25mgを分2〜3の食後服用で開始。最大用量100mgとして適宜増減（高齢者は60mgまで）	嘔気・嘔吐、頭痛、めまい、高血圧、低血圧、セロトニン症候群、緑内障、SIADHなど

NaSSA（ノルアドレナリン作動性・特異的セロトニン作動性抗うつ薬）

セロトニンやノルアドレナリンの再取り込みを阻害するだけでなく、α2受容体、α1受容体への作用を通じてセロトニン分泌量自体を増やし、効果的にうつ症状を改善（→ P52）。三環系抗うつ薬に多い抗コリン作用や、SSRIでよく見られる嘔気・嘔吐、性機能障害などの副作用も少ない。ただし眠気が出やすいため就寝前に服用し、車の運転などには注意する。

一般名（商品名）	剤形	用量	代表的な副作用
ミルタザピン（圏リフレックス／レメロン）	錠剤：15mg、30mg	1回15mgを1日1回就寝前に服用。最大用量45mgとして適宜増減	眠気、頭痛、肝機能検査値異常、めまい、食欲亢進、体重増加、セロトニン症候群、無顆粒球症、けいれん、SIADHなど

双極性障害の治療薬には、統合失調症にも使う「抗精神病薬」、躁状態にもうつ状態にも作用して気分を安定させる「気分安定薬」がある。忍容性に問題がなければ、再発予防のためにも併用で使われることが多い。病相が変化してうつ病相に入ったときにも、抗うつ薬は使わず、これらの薬で治療を続ける。

抗精神病薬（躁症状/うつ症状の改善）

第二世代（非定型）抗精神病薬の一部に、双極性障害への適用がある。躁症状、うつ症状の両方に適用があるのはオランザピンで、アリピプラゾールは躁症状の改善作用にかぎられる。ただしアリピプラゾールにはLAI（持続性抗精神病薬注射剤）があり、4週間に1回の投与ですむため、社会復帰の面でも有用。オランザピンは糖尿病患者には使用できないことも覚えておきたい。

一般名（商品名）	剤形	用量	代表的な副作用
アリピプラゾール（囲エビリファイ）	錠剤：1mg、3mg、6mg、12mg 口腔内崩壊錠：3mg、6mg、12mg、24mg 散剤：1%　液剤：0.1%	1回24mgを1日1回で開始。最大用量30mgとして適宜増減	不眠、眠気、アカシジア、嘔気、低プロラクチン血症、精神運動興奮、QT延長など
アリピプラゾール水和物（囲エビリファイ持続性水懸筋注用）	注射剤：300mg、400mg	1回400mgを4週間に1回筋注。症状、忍容性に応じて300mgに減量	
オランザピン（囲ジプレキサ）	錠剤：2.5mg、5mg、10mg 細粒：1% 注射剤：10mg	［経口］少量から開始し、1日1回就寝前に10mg服用。最大用量20mgとして適宜増減 ［注射］1回10mgを注射用水2.1mLに溶解し筋注。2時間以上あけて、1日2回まで	脂質異常、体重増加、高血糖、眠気、倦怠感、口渇、尿閉、体重増加、月経異常、性機能異常、悪性症候群など
オランザピン（囲ジプレキサザイディス）	口腔内崩壊錠：2.5mg、5mg、10mg		

抗精神病薬（うつ症状の改善）

セロトニン受容体などに作用し、双極性障害のうつ病相で効果を発揮し、うつ症状や不安症状をやわらげる。クエチアピンは不安軽減、睡眠障害やせん妄の改善にも役立つ。悪性症候群をはじめ、抗うつ薬と同様の副作用があり、服用初期はとくに注意する。

一般名（商品名）	剤形	用量	代表的な副作用
クエチアピン（囲ビプレッソ徐放錠）	徐放錠：50mg、150mg	1回50mg就寝前服用から開始し、2日間以上あけて150mg、300mgと順に増量（推奨用量300mg）。食後2時間以上はあける	眠気、めまい、便秘、体重増加、高血糖、脂質異常、倦怠感、口渇、尿閉、月経異常、性機能異常など
ルラシドン（囲ラツーダ）	錠剤：20mg、40mg、60mg、80mg	1日20mgを1日1回食後服用で開始。20mgずつ増量、最大用量60mg	薬剤性パーキンソニズム、アカシジア、起立性低血圧、体重増加、高プロラクチン血症、月経異常など

気分安定薬

古くから用いられている薬だが、用量調整には注意が必要。炭酸リチウムの有効血中濃度は0.4〜1.0mEq/Lで、1.5〜2.0mEq/Lが中毒域。週1回血液検査をおこない、危険な副作用が生じないようにする。バルプロ酸では週1回といった規定はないが、効果を見るためにも血中濃度を定期的に測定する。ラモトリギンは急性期ではなく、中等度〜重度のうつ病相、維持期に使用する。

一般名（商品名）	剤形	用量	代表的な副作用
カルバマゼピン（囲テグレトール）	錠剤：100mg、200mg 散剤：50%	1日200〜400mgを分1〜2で服用。至適効果が得られるまで（通常600mg）、最大用量1200mgとして徐々に増量	過鎮静、体重増加、めまい、嘔気・嘔吐、SIADH、発疹、倦怠感、易疲労感、脱力感、頭重感、肝機能障害、再生不良性貧血、血球減少、スティーブンス・ジョンソン症候群
炭酸リチウム（囲リーマス）	錠剤：100mg、200mg	1日400〜600mgを分2〜3で開始。効果と血中濃度、副作用を確認しながら、最大用量1200mgまで漸増（高齢者は200〜400mgを分2で開始）	リチウム中毒（嘔気・嘔吐、下痢、手指振戦、眠気、多飲多尿、意識障害、けいれんなど）、白血球増多、眠気、甲状腺機能低下、腱反射亢進など
バルプロ酸ナトリウム（囲デパケン／セレニカR／バレリン／デパケンR）	錠剤：100mg、200mg（セレニカRは200mg、400mg）細粒剤：20%、40%（20%はデパケンのみ、40%はデパケン、セレニカRのみ）シロップ：5%（デパケン、バレリンのみ）	1日400〜800mg分1〜3（徐放錠は分1）で開始し、効果と血中濃度を確認しながら、最大用量1200mgまで漸増。より早く躁状態を抑える必要があるときは、1日20〜30mg/kgで開始することも	嘔気・嘔吐、食欲不振、胃部不快感、便秘、眠気、ふらつき、肝機能障害、汎血球減少、高アンモニア血症など
ラモトリギン（囲ラミクタール）	錠剤：25mg、100mg	［単剤］1日25mgを1日1回で開始。2週間後に50mgに増量、さらに2週間後に100mg分1〜2に増量。その後は1〜2週間ごとに最大用量100mgの増量可能で、最終的に400mgまで増量可 ［バルプロ酸ナトリウムとの併用］1日25mgを1日1回隔日服用で開始。2週間後に連日服用に変更、さらに2週間後に50mg分1〜2に増量。投与開始6週間後からは1日100mg分1〜2で維持。以降の増量は、1週間ごとに最大50mgずつ可能だが、最大用量は1日200mg	発疹、発熱、めまい、重篤な皮膚障害（中毒性表皮壊死融解症、スティーヴンス・ジョンソン症候群）、再生不良性貧血、無菌性髄膜炎など

不安障害、睡眠障害の薬

不安障害に使われる薬の多くは、ベンゾジアゼピン受容体を介して、神経伝達物質GABAの働きをよくする「ベンゾジアゼピン（BZD）系薬。依存性が問題となるため、抗精神病薬や抗うつ薬とは異なり、長期連用をしないのが原則。頓服薬として用意しておき、不安なとき、眠れないときなどに使う。

ベンゾジアゼピン系（短時間作用型）

血中濃度半減期が6～10時間程度と短いもの。半減期がさらに短い2～4時間程度のものは超短時間型とよび分けることも多い。翌日に作用を持ち越して、ふらつきや傾眠に悩まされることが少ない半面、高力価で依存形成のリスクが高いと指摘されている。

一般名（商品名）	剤形	用量	代表的な副作用
エチゾラム（働デパス）	錠剤：0.25mg、0.5mg、1mg 細粒剤：1%	[神経症、うつ病]1日3mgを分3で服用 [心身症など]1日1.5mgを分3で服用 [睡眠障害]1回1～3mgを就寝前に服用	依存性、離脱症状、ふらつき、眠気、肝機能障害、間質性肺炎など
クロチアゼパム（働リーゼ）	錠剤：5mg、10mg 顆粒剤：10%	1回5～10mgを1日3～4回服用	依存性、離脱症状、ふらつき、眠気、肝機能障害など
トリアゾラム（働ハルシオン）	錠剤：0.125mg、0.25mg	1回0.25mgを就寝前に服用、適宜増減。高度の睡眠障害には0.5mgも可（高齢者は0.125～0.25mgまで）	前向性健忘、依存性、離脱症状、眠気、めまい、ふらつき、倦怠感、反跳性不眠など
ブロチゾラム（働レンドルミン）	錠剤：0.25mg 口腔内崩壊錠：0.25mg	1回0.25mgを就寝前に服用	
リルマザホン（働リスミー）	錠剤：1mg、2mg	1回1～2mgを就寝前に服用、適宜増減（高齢者は2mgまで）	
ロルメタゼパム（働エバミール／ロラメット）	錠剤：1mg	1回1～2mgを就寝前に服用、適宜増減（高齢者は2mgまで）	

ベンゾジアゼピン系（中時間作用型）

血中濃度半減期が短時間でも長時間でもないもの（12～24時間とされることが多い）。日中に不安が強まったときの頓服としても使われるが、眠気やふらつきが残りやすいことに注意する。睡眠障害に使う場合は、中途覚醒に悩む人に向く。

一般名（商品名）	剤形	用量	代表的な副作用
アルプラゾラム（働ソラナックス／コンスタン）	錠剤：0.4mg、0.8mg	1日1.2mgを分3で服用。増量する場合は最大用量2.4mgとして漸増し、分3～4で服用（高齢者は1回0.4mgを1日1～2回で開始し、最大用量は1日1.2mg）	依存性、離脱症状、ふらつき、眠気、肝機能障害、易刺激性、錯乱など
エスタゾラム（働ユーロジン）	錠剤：1mg、2mg 散剤：1%	1回1～4mgを就寝前に服用	前向性健忘、依存性、離脱症状、眠気、めまい、ふらつき、倦怠感、反跳性不眠など
フルニトラゼパム（働サイレース）	錠剤：1mg、2mg 注射剤：2mg（1mL）	[経口]1回0.5～2mgを就寝前に服用、適宜増減（高齢者は1mgまで） [注射]注射用水で2倍以上に希釈し、1mgを1分以上かけて静注。適宜増減	
ロラゼパム（働ワイパックス）	錠剤：0.5mg、1mg	1日1～3mgを分2～3で服用	依存性、離脱症状、ふらつき、眠気、肝機能障害、易刺激性、錯乱など

ベンゾジアゼピン系（長時間作用型）

血中濃度半減期が24時間程度以上と長いもの。もっとも長いロフラゼプでは122時間以上にも及ぶ。傾眠やふらつきによる転倒などに注意するとともに、アルコールや、ほかの薬との相互作用にも注意しなくてはならない。

一般名（商品名）	剤形	用量	代表的な副作用
クアゼパム（働ドラール）	錠剤：15mg、20mg	1回20mgを就寝前に服用、最大用量30mgとして適宜増減	前向性健忘、依存性、離脱症状、眠気、めまい、ふらつき、倦怠感、反跳性不眠など
ジアゼパム（働セルシン／ホリゾン）	錠剤：2mg、5mg、10mg（10mgはセルシンのみ） 散剤：1%（セルシンのみ） シロップ：0.1%（セルシンのみ） 注射剤：5mg（1mL）、10mg（2mL）（ホリゾンは10mg（2mL）のみ）	[経口]1回2～5mgを分2～4で服用、最大用量1日15mg [注射]初回10mgを筋肉内または静注内に、できるだけ緩徐に静注（静注はなるべく太い静脈で2分間以上かけて注射）。必要に応じて3～4時間ごとに注射	依存性、離脱症状、ふらつき、眠気、肝機能障害、易刺激性、錯乱など
ニトラゼパム（働ネルボン／ベンザリン）	錠剤：2mg、5mg、10mg（2mgはベンザリンのみ） 細粒剤：1%	1回5～10mgを就寝前に服用、適宜増減	前向性健忘、依存性、離脱症状、眠気、めまい、ふらつき、倦怠感、反跳性不眠など
ブロマゼパム（働レキソタン）	錠剤：1mg、2mg、5mg 細粒剤：1%	[神経症、うつ病]1日6～15mgを分2～3で服用 [心身症]1日3～6mgを分2～3で服用	依存性、離脱症状、ふらつき、眠気、肝機能障害、易刺激性、錯乱など
メダゼパム（働レスミット）	錠剤：2mg、5mg	1日10～30mgを分1～3で服用	

ロフラゼプ酸エチル（圀メイラックス）	錠剤：1mg、2mg 細粒剤：1%	1日2mgを分1～2で服用	依存性、離脱症状、ふらつき、眠気、肝機能障害、易刺激性、錯乱など

非ベンゾジアゼピン系

タンドスピロンは抗不安薬。効果発現まで2週間程度かかり、即効性もないため頓服には適さないが、依存性をきたしにくいという利点がある。そのほかは、BZD系より新しい睡眠薬「Z-drug」で、入眠困難な人向き。いずれも就寝前に服用する。

一般名（商品名）	剤形	用量	代表的な副作用
エスゾピクロン（圀ルネスタ）	錠剤：1mg、2mg、3mg	1回2mgを就寝前に服用、最大用量3mgとして適宜増減（高齢者では1回1mg、最大用量2mg）など	前向性健忘、依存性、離脱症状、味覚異常、眠気、頭痛、せん妄など
ゾピクロン（圀アモバン）	錠剤：7.5mg、10mg	1回7.5～10mgを就寝直前に服用、最大用量10mgとして適宜増減（高齢者は3.75mgから開始）	前向性健忘、依存性、離脱症状、眠気、めまい、ふらつき、倦怠感、反跳性不眠など
ゾルピデム（圀マイスリー）	錠剤：5mg、10mg	1回5～10mgを就寝直前に服用、最大用量10mgとして適宜増減（高齢者は5mgから開始）	前向性健忘、依存性、離脱症状、ふらつき、眠気、頭痛、倦怠感、残眠感、せん妄など
タンドスピロン（圀セディール）	錠剤：5mg、10mg、20mg	1日30mgを分3で服用、最大用量60mg	眠気、肝機能障害、セロトニン症候群など

メラトニン受容体作動薬

睡眠‐概日リズムにかかわるメラトニン受容体に作用し、入眠困難の症状を改善。BZD系に比べて安全性が非常に高く、依存性もない。転倒リスクが高い高齢者などにはとくに勧められる。効果発現まで2週間程度かかるため、対象者にはその点をあらかじめ伝える。

一般名（商品名）	剤形	用量	代表的な副作用
ラメルテオン（圀ロゼレム）	錠剤：8mg	1回8mgを就寝前に服用	眠気、頭痛、倦怠感、めまい、血中プロラクチン上昇など

オレキシン受容体拮抗薬

睡眠‐覚醒の調節にかかわる神経伝達物質「オレキシン」の作用を抑制。脳神経系が覚醒した状態から睡眠状態へのスムーズな移行を促す。メラトニン受容体作動薬と同様、安全性が高く、依存性も報告されていない。頓服でも使用可能だが、眠気などの副作用には注意する。

一般名（商品名）	剤形	用量	代表的な副作用
スボレキサント（圀ベルソムラ）	錠剤：10mg、15mg、20mg	1回20mgを就寝直前に服用（高齢者では15mg）	悪夢、眠気、頭痛、倦怠感など
レンボレキサント（圀デエビゴ）	錠剤：2.5mg、5mg、10mg	1回5mgを就寝前に服用、最大用量10mgとして適宜増減	傾眠、頭痛、倦怠感、悪夢、入眠時幻覚、睡眠時麻痺など

ADHD治療薬

ドパミンを増やすなどして集中力・注意力を高め、多動性・衝動性を軽減する「中枢神経刺激薬」と、ノルアドレナリンなどへの作用で注意力や衝動性を調節する「非中枢神経刺激薬」がある。メチルフェニデート、リスデキサンフェタミンは前者で、依存・乱用などのリスクがあり、厳重な管理が求められている。一方で、適正に使用していれば通常は問題ないため、保護者に正しい知識を伝えて安心してもらうことも大事。

一般名（商品名）	剤形	用量	代表的な副作用
アトモキセチン（圀ストラテラ）	カプセル：5mg、10mg、25mg、40mg 液剤：0.4%	[18歳未満]1日0.5mg/kgを分2で開始。最大用量を1.8mg/kgまたは120mgのいずれか少ない量として漸増 [18歳以上]1日40mgを分1～2で開始。最大用量120mgとして漸増	頭痛、食欲減退、嘔気、眠気、腹痛、肝機能障害、アナフィラキシーなど
グアンファシン（圀インチュニブ）	錠剤：1mg、3mg	[18歳未満]体重50kg未満では1日1mg、体重50kg以上では1日2mgで開始。1週間以上あけて1mgずつ、2～6mgの維持用量まで増量 [18歳以上]1日2mgから開始。1週間以上あけて1mgずつ、4～6mgの維持用量まで増量	血圧低下、傾眠、徐脈、頭痛、口渇、めまいなど
メチルフェニデート（圀コンサータ）	徐放錠：18mg、27mg、36mg	初回用量1日18mgを朝食後服用で開始し、1週間以上の間隔をあけて1日9mgまたは18mg増量。最大用量18歳未満で54mg、18歳以上で72mgとして、適宜増減 ＊適正流通委員会登録の医師、医療機関のみ処方可	食欲減退、不眠症、めまい、視覚障害、剥脱性皮膚炎、狭心症、悪性症候群、脳血管障害、肝不全など
リスデキサンフェタミン（圀ビバンセ）	カプセル：20mg、30mg	小児では通常、1日30mgを朝服用。適宜増減。増量時は最大用量70mgとして、1週間以上あけて20mg以内の増量とする ＊通常6～18歳が対象で、18歳未満からの服用例にかぎり18歳以上でも使用可 ＊適正流通委員会登録の医師、医療機関のみ処方可	依存性・乱用、不眠、食欲減退、体重減少、頻脈、高血圧、眠気、めまい、皮膚粘膜眼症候群、セロトニン症候群など

これならわかる！　精神科の看護ケア　INDEX

157

参考文献

「ACTガイド　包括型地域生活支援プログラム」特定非営利活動法人 地域精神保健福祉機構・COMHBO, 2010

「ACTの概要　その起こりと今後の発展」久永文恵, 精神科看護 vol.47（11）：114-120, 2020

「ACTパンフレット」ACT-Jパンフレット作成委員会, 厚生労働科学研究 重症精神障害者にたいする新たな訪問型の包括的地域生活支援サービス・システムの開発に関する研究班, 2004

「アルコール使用障害と不安障害の併存」永田利彦, 精神神経学雑誌 vol.111（7）：837-842, 2009

「安全なSSRIの使い方—Activation syndromeと中止後症候群—」阪上由香子・工藤 喬, 臨床精神医学 vol.47（増刊号）：139-145, 2018

「Eating disorders and substance use：Examining associations among US college students.」Qeadan F et al., International Journal of Eating Disorders vol.56（5）：956-968, 2023

「1対1から集団そして社会へとつながるデイケア〜デイケアの可能性と未来〜」平野明日, デイケア実践研究 vol.23（1）：18-25, 2019

「医療におけるナラティブ・アプローチの最新状況」斎藤清二, 日本内科学会雑誌 vol.108（7）：1463-1468, 2019

「うつ病—維持療法—」樋口輝彦, 臨床精神医学 vol.35（増刊号）：85-92, 2006

「うつ病のエキスパートコンセンサスによる薬物療法の考え方と実践」加藤正樹, Depression Strategy（増刊）：4-8, 2021

「うつ病の経過と予後：GLADS研究から」古川壽亮, 診断と治療のABC vol.141（別冊）：162-167, 2018

「うつ病の長期経過」藤田晶子ほか, 臨床精神医学 vol.34（5）：669-675, 2005

「うつ病の認知療法・認知行動療法（患者さんのための資料）」厚生労働科学研究費補助金こころの健康科学研究事業「精神療法の実施方法と有効性に関する研究」, 2015

「うつ・不安」西村勝治・赤穂理絵, 日本臨牀 vol.77（Suppl 2）：228-233, 2019

「ASD（自閉症スペクトラム障害）と併存疾患」横山富士男, 診断と治療 vol.107（11）：1335-1339, 2019

「ADHD（注意欠如多動性障害）の併存障害」小野和哉, 診断と治療 vol.107（11）：1355-1357, 2019

「ADHDと自閉スペクトラム障害（ASD）——変遷する両者の関係性」林 若穂・岩波 明, 医学のあゆみ vol.280（2）：141-146, 2022

「ADHDの心理社会的治療」小野和哉, 医学のあゆみ vol.280（2）：152-155, 2022

「ADHDの併存症—限局性学習症—」加賀佳美, 脳と発達 vol.54（3）：176-179, 2022

「ADHDの併存症—不安, うつ, Tourette症—」金生由紀子, 脳と発達 vol.54（3）：161-164, 2022

「SSTの現状と今後の展望」高橋 恵, 最新精神医学 vol.28（3）：231-236, 2023

「MOH clinical practice guidelines 3/2004：Depression」Rathi M et al., Ministry of Health Singapore, 2004

「オープンダイアローグ」樋口倫子ほか, 日本保健医療行動科学会雑誌 vol.37（2）：45-50, 2023

「オープンダイアローグとパーソンセンタード・アプローチ—両者の比較からみた対話の可能性」本山智敬, 人間性心理学研究 vol.37（1）：25-33, 2019

「大人の発達障害と精神疾患の鑑別と合併—その意義—」宮岡 等・小川陽子, 心身医学 vol.59（5）：416-421, 2019

「『外在性』の概念から読み解くソーシャルワーク」溝渕 淳, 人間福祉研究 vol.18：35-43, 2015

『看護学テキストNiCE　精神看護学Ⅰ　こころの健康と地域包括ケア（改訂第3版）　現代に生きる人々のこころの健康を支える』萱間真美・稲垣 中編, 2022（南江堂）

『看護学テキストNiCE　精神看護学Ⅱ　地域・臨床で活かすケア（改訂第3版）　対象者の力を引き出し支える』萱間真美・稲垣 中編, 2022（南江堂）

『看護師のための精神科でのコミュニケーションとケア』畠山卓也, 2021（ナツメ社）

『看護のための精神医学 第2版』中井久夫・山口直彦, 2004（医学書院）

『看護判断のための気づきとアセスメント　精神看護』吉川隆博・木戸芳史, 2021（中央法規出版）

「感情労働と看護」武井麻子, 保健医療社会学論集 vol.13（2）：7-13, 2002

「気分障害の疫学（有病率, 関連因子, および受診率）」馬場俊明, 診断と治療のABC vol.141（別冊）：23-28, 2018.

「共同意思決定（SDM）の具体的な実践方法」小松康宏, Animus No.112：10-15, 2022

「強迫症（OCD）と不安」中尾智博, 最新精神医学 vol.26（2）：145-152, 2021

「強迫性障害とこだわり」中尾智博, 臨床精神医学 vol.46（8）：993-997, 2017

「強迫性障害の診断と分類」松永寿人・前林憲誠・林田和久, 臨床精神医学 vol.44（11）：1441-1447, 2015

『クライエントとともに創る　コプロダクション型精神看護過程—基礎知識・事例＆計画シートで実践に活かす』木戸芳史, 2023（中央法規出版）

「経過・予後」雨宮直子・瀧井正人・久保千春, 新しい診断と治療のABC vol.47（別冊）：185-191, 2007

「傾聴とフォーカシングの臨床心理学」池見 陽, 聴能言語学研究 vol.13（3）：213-220, 1996

「幻覚・妄想状態の患者に対する『否定もせず, 肯定もせず』という対応の出処を探る—A社出版の精神看護学教本における記述から」吉川隆博・北村周美・大河内敦子, 日本看護歴史学会誌 vol.31：146-159, 2018

「元気回復行動プラン（Wellness Recovery Action Plan；WRAP）」福井里江, こころの健康 vol.29（2）：14-19, 2014

「元気回復行動プラン（WRAP）を活用しよう—誰もが元気になれることを信じて」坂本明子, 精神科看護 vol.35（2）：48-53, 2008

「現代日本におけるうつ病・双極性障害の諸病態——職場関連の気分障碍に焦点をあてて——」加藤 敏, 精神神経学雑誌 vol.114（7）：844-856, 2012

「抗うつ薬の副作用—臨床で特に問題となるものについて—」久保隆光・山名正人・吉村玲児, 最新医学 vol.71（増刊号）：1547-1553, 2016

「厚生労働省令和4年度障害者総合福祉推進事業『地域における支援ニーズの高い者に対する精神科訪問看護の実態調査』報告書」学校法人 聖路加国際大学大学院看護学研究科, 2023

「これからの精神科訪問看護で大切なこと—リカバリー, 社会的包摂, ストレングスモデルに注目した援助」安保寛明, 精神科看護 vol.48（9）：4-16, 2021

「サービス導入時から目的を共有し『終結』をめざす」小瀬古伸幸, Community Care vol.25（10）：56-58, 2023

「Psychological interventions for acute psychiatric inpatients with schizophrenia-spectrum disorders：A systematic review and meta-analysis.」Barnicot K et al. Clinical Psychology Review vol.82：101929, 2020

「最新転倒・転落リスクアセスメントツールを求めて〜現状の課題と展望〜特集に寄せて」鈴木みずえ・征矢野あや子・杉山 智子, 日本転倒予防学会誌 vol.5（1）：35-39, 2018

「The early stages of schizophrenia：Speculations on pathogenesis, pathophysiology, and therapeutic approaches.」Lieberman JA et al., Biological Psychiatry vol.50（11）：884-897, 2001

「The epidemiology of panic attacks, panic disorder, and agoraphobia in the National Comorbidity Survey Replication.」Kessler RC et al., Archives of General Psychiatry vol.63（4）：415-424, 2006

「自殺予防の観点からみたうつ病の治療脱落の重大性」張 賢徳, 精神神経学雑誌 vol.114（7）：784-788, 2012

「社交不安障害の診断と治療」朝倉 聡, 精神神経学雑誌 vol.117（6）：413-430, 2015

「社交不安障害の長期予後」川口彰子・渡辺範雄, 臨床精神医学 vol.43（10）：1441-1444, 2014

「社交不安症の診療ガイドライン 第1版」日本不安症学会／日本神経精神薬理学会, 2021

「神経性やせ症（診断基準, 疫学, 病態）」高倉 修・須藤信行, 臨床栄養 vol.127（7）：874-878, 2015

「身体合併症」杉山直也, 臨床精神医学 vol.43（5）：749-755, 2014

「主体性を取り戻すためのプラン—WRAP式看護計画を用いた訪問看護とその効果」木下将太郎, 精神科看護 vol.42（10）：56-67, 2015

「ジョイス・トラベルビー—看護とは対人関係のプロセス」藤枝知子, Quality Nursing vol.2（6）：534-537, 1996

「身体拘束と身体合併症リスク」犬尾英里子, 老年精神医学雑誌 vol.29（2）：138-146, 2018

「心理社会的治療法—SST, 認知機能改善療法, 心理教育—」稲本淳子ほか, 昭和学士会雑誌 vol.74（6）：635-640, 2014

「心理療法における終結について」東山紘久, 京都大学教育学部紀要 vol.44：53-64, 1998

「ストレングスからみた精神看護過程＋全体関連図, ストレングス・マッピングシート」萱間真美, 2021（医学書院）

「ストレングスモデルケースマネジメント：その思想と科学」チャールズ・A・ラップ, 久永文恵翻訳, 栄セツコ構成, 精神障害とリハビリテーション vol.14（1）：6-16, 2010

「ストレングスモデルのケアマネジメントのポイント」白澤政和, 月刊ケアマネジメント vol.19（7）：48-53, 2008

「ストレングスモデルを活用したアセスメントとケアプラン」白澤政和, 月刊ケアマネジメント vol.17（3）：34-39, 2006

「ストレングスをみる目の両立：看護基礎教育・臨床現場での実践」樫葉雅人・早川博子・村田竜介, 精神科看護 vol.47（10）：17-25, 2020

「成人ADHDの心理社会的治療」五十嵐美紀・横井英樹・岩波 明, 臨床精神医学 vol.46（10）：1243-1248, 2017

「精神科医療における安全管理」伊藤弘人, 保健医療科学 vol.51（4）：222-225, 2002

「精神科医療におけるトラウマインフォームドケア」亀岡智美, 精神神経学雑誌 vol.122（2）：160-166, 2020

「精神科患者に多い身体合併症：メタボリック症候群, 循環器疾患, 皮膚疾患, 歯科疾患」吉村玲児, Current Therapy vol.40（10）：60-62, 2022

「精神科診察のなかで患者の権利, 意思を尊重するとはどういうことか——コンピュータシステム“SHARE”開発研究からみえてきたこと——」伊藤順一郎ほか, 精神神経学雑誌 vol.123（4）：206-213, 2021

「精神科デイ・ケア等の機能と転帰に関する大規模調査（病院分）」五十嵐良雄ほか, 厚生労働行政推進調査事業 障害者政策総合事業（精神障害分野）精神障害者の地域生活支援を推進する政策研究, 2017

「精神科病院デイケアにおける個別支援の就労アウトカムへの効果の検討」鈴木航太ほか, 日本社会精神医学会雑誌 vol.31（1）：30-40, 2022

「精神科病院での患者の急変とその対応」長嶺敬彦, 精神科 Resident vol.1（1）：70-73, 2020

「精神科病棟における退院前訪問を実践して見えてきた看護」大門恵美, Yamanashi Nursing Journal vol.16（2）：29-31, 2018

「精神科病棟における不眠のアセスメント」藤原直喜, 精神科看護 vol.45（9）：11-16, 2018

「精神科訪問看護で大切なこと」日精看ニュース No.768, 一般社団法人日本精神科看護協会, 2022

「精神科訪問看護で提供されるケア内容—精神科訪問看護師へのインタビュー調査から」瀬戸屋 希ほか, 日本看護科学会誌 vol.28（1）：41-51, 2008

「精神科領域における意識障害」内田直樹・西村良二, 臨牀と研究 vol.90（3）：342-344, 2013

「精神疾患と身体合併症」長嶺敬彦, 臨床精神医学 vol.43（3）：277-284, 2014

「『精神障害にも対応した地域包括ケアシステムの構築』における現状と課題」吉益光一ほか，日本公衆衛生雑誌 vol.70（4）：225-234, 2023

「精神障害者のリカバリーを促すためのストレングスを活かした支援の具体的な実践方法—ストレングスモデルの視点から」徳永亜衣子，精神障害とリハビリテーション vol.20（1）：82-90, 2016

「成人発達障害の治療—主治医の立場から—」鷲塚伸介，日本職業・災害医学会会誌 vol.71（4）：101-104, 2023

「精神保健医療福祉施設におけるトラウマ（心的外傷）への対応の実態把握と指針開発のための研究」西 大輔ほか，厚生労働科学研究費（障害者政策総合研究事業）総括研究報告書，2021

「精神療法—支持的精神療法・認知行動療法—」山﨑信幸，診断と治療の ABC vol.136（別冊）：132-139, 2018

「精神療法の基礎としての支持的精神療法」村上伸治，臨床精神医学 vol.41（増刊号）：39-44, 2012

「摂食障害治療の最近の工夫—身体面の治療と心理療法について—」河合啓介，心身医学 vol.53（9）：834-840, 2013

「摂食障害患者の人格について」野間俊一，精神神経学雑誌 vol.121（6）：486-491, 2019

「摂食障害患者への心療内科病棟での看護師のかかわり」松原栄子ほか，心身医学 vol.57（4）：368-375, 2017

「摂食障害に対する認知行動療法 CBT-E 簡易マニュアル ver1.1」国立研究開発法人国立精神・神経医療研究センター 精神・神経疾患研究開発費研究事業「心身症・摂食障害の治療プログラムと臨床マーカーの検証」，2019

「摂食障害に併存する精神疾患」和田良久，臨床栄養 vol.127（7）：913-916, 2015

「摂食障害の現状」河合啓介，Medical Practice vol.38（7）：994-999, 2021

「摂食障害の治療ガイドライン」山田 恒・本山美久仁，臨床精神医学 vol.50（1）：39-44, 2021

「摂食障害の入院治療—精神科医の立場から」永田利彦，新しい診断と治療の ABC vol.47（別冊）：97-103, 2007

「摂食障害が"治る"とは？—摂食障害の経過と予後」西園マーハ文，医学のあゆみ vol.241（9）：737-742, 2012

「Social skills programmes for schizophrenia（Review）」Almerie MQ et al., Cochrane Database of Systematic Reviews issue6：CD009006, 2015

「双極性障害とその家族への支援と心理教育」三野善央，臨床精神医学 vol.48（6）：717-721, 2019

「双極性障害の家族支援—臨床導入における課題と工夫点—」成瀬麻夕・遊佐安一郎，日本臨床 vol.78（10）：1751-1757, 2020

「双極性障害の診断と治療」寺尾 岳ほか，精神神経学雑誌 vol.112（12）：1261-1268, 2010

「双極性障害の診断と薬物治療」久住一郎，心身医学 vol.60（8）：707-712, 2020

「双極性障害の病識・病感・負担感のケア—治療効果を高める工夫—」鈴木映二，臨床精神医学 vol.46（12）：1475-1482, 2017

「双極II型障害と併存症」藤井久彌子・尾関祐二・下田和孝，臨床精神医学 vol.46（3）：317-323, 2017

「総説：医療の立場から」稲垣真澄・米田れい子，児童青年精神医学とその近接領域 vol.58（2）：205-216, 2017

「多職種のチームで地域の精神障害者を支援する ACT-J の実践」野々上武司，Community Care vol.9（11）：34-38, 2007

「多様なニーズに対応する—WRAP® という方法」三澤 剛，精神科看護 vol.41（8）：38-44, 2014

「地域で生活する統合失調症患者のリカバリーの概念分析」成田太一・小林恵子，日本地域看護学会誌 vol.20（3）：35-44, 2017

「注意欠如・多動症（ADHD）の子どもから成人への連続性——最近の大規模コホート研究の結果から考える——」齊藤卓弥，精神神経学雑誌 vol.120（11）：1005-1010, 2018

「注意欠如・多動症（ADHD）特性の理解」村上佳津美，心身医学 vol.57（1）：27-38, 2017

「提言 院内自殺の予防と事後対応」公益財団法人日本医療機能評価機構 認定病院患者安全推進協議会 院内自殺の予防と事後対応に関する検討会，

「Determinants of quality of life improvements in anxiety and depressive disorders—A longitudinal study of inpatient psychotherapy.」Freidl M et al., Frontiers in Psychiatry vol.15：937194, 2022

「低ナトリウム血症～その病態に基づいた鑑別診断～」角 浩史・冨永直人，日本内科学会雑誌 vol.111（5）：902-911, 2022

「電気けいれん療法～効果を最大に引き出すために～」澤山恵波，日本生物学的精神医学会誌 vol.29（4）：143-146, 2018

「統合失調症」上里彰仁・吉田浩美・高橋弘允，薬局 vol.73（4）：823-835, 2022

「統合失調症の健康状態と身体的・精神的・社会的併存症についての既存知見に関する研究」岩田仲生，厚生労働科学研究費補助金（障害者政策総合研究事業）分担研究報告書，2023

「統合失調症の経過と予後」鈴木道雄，診断と治療の ABC vol.136（別冊）：31-37, 2018

「統合失調症の現状と展望」紀本創兵・山口泰成・岸本年史，最新精神医学 vol.25（1）：53-58, 2020

「統合失調症または他の一次性精神症群」杉原玄一・村井俊哉，精神神経学雑誌 vol.123（5）：287-293, 2021

「統合失調症薬物治療ガイドライン2022の改訂のポイント」橋本亮太・中込和幸，日本病院薬剤師会雑誌 vol.59（4）：344-348, 2023

「ともに歩み，育む"私"の取説」名取 茜，精神科看護 vol.44（9）：25-31, 2017

「Trauma and posttraumatic stress disorder in severe mental illness.」Mueser KT et al., Journal of Consulting and Clinical Psychology vol.66（3）：493-499, 1998

「トラウマ・インフォームドケアを臨床で展開する」川野雅資，精神科看護 vol.48（2）：4-12, 2021

「Trauma history screening in a community mental health center.」Cusack KJ, Frueh BC & Brady KT, Psychiatric Services vol.55（2）：157-162, 2004

「治りますか？—経過，予後，予防，パーソナル・リカバリーと臨床的リカバリー——」清野知樹・田尾有樹子・植田太郎，Progress in Medicine vol.41（6）：515-518, 2021

「ナラティヴ・アプローチの特徴と看護における視点—複数の学問領域における比較—」吉村雅世・紙野雪香・森岡正芳，日本保健医療行動科学会年報 vol.21：218-234, 2006

「ナラティヴ・セラピーの理論と実際」楡木満生，日本保健医療行動科学会年報 vol.20：47-56, 2005

「難治性精神疾患の治療と現状——難治性強迫性障害の臨床像と対応——」松永寿人ほか，日本生物学的精神医学会誌 vol.24（1）：3-10, 2013

「日常的な診療で必要となる支持的精神療法を学ぶ」藤山栄太・西村良二，臨床精神医学 vol.34（12）：1639-1644, 2005

「日常臨床における自殺予防の手引き」日本精神神経学会 精神保健に関する委員会，精神神経学雑誌 vol.115（3）付録，2013

「日本うつ病学会 うつ病看護ガイドライン」日本うつ病学会 気分障害の治療ガイドライン検討委員会，2020

「日本における社交不安症患者の併存精神疾患について：併存精神疾患の特徴と大うつ病性障害の併存と関連のある要因」西内基紘・野田昇太・城月健太郎，日本健康心理学会 第34回記念大会プログラム，2021

「日本版 Vineland-II 適応行動尺度の概要」萩原 拓，児童青年精神医学とその近接領域 vol.57（1）：26-29, 2016

「日本版 WAIS-IV——高齢者に対する使用をめぐって——」松田 修，老年臨床心理学研究 vol.4：36-46, 2023

「入院患者が感じている眠りと看護師が観察する睡眠評価の違い—患者と看護師が同じ睡眠スケール表を記入した結果から」井上educ大・森川 晋，日本精神科看護学術集会誌 vol.57（1）：562-565, 2014

「認知機能リハビリテーション，ソーシャルスキルストレーニング（SST）」稲富宏之・山田純栄・林 良太，診断と治療の ABC vol.136（別冊）：140-147, 2018

「認知行動療法は不安症患者のベンゾジアゼピン系薬剤の中止を補助するか？：システマティックレビューとメタ解析」竹島正浩・高江洲義和，精神神経学雑誌 vol.124（5）：285-292, 2022

「発達障害児へのセルフモニタリングを取り入れた社会的スキル訓練—短期維持効果の検討—」半田 健，行動療法研究 vol.40（3）：177-187, 2014

「パニック症とうつ病」塩入俊樹，DEPRESSION JOURNAL vol.4（3）：100-103, 2016

「パニック症／パニック障害の現在」上島国利・原田誠一・塩入俊樹，DEPRESSION JOURNAL vol.7（3）：79-83, 2019

「病院から地域への移行支援」石川かおり，Community Care vol.24（13）：19-23, 2022

「病院のなかで WRAP® を導入・実践していくために」小成祐介，精神科看護 vol.41（8）：21-28, 2014

「Pharmacological treatment for bipolar mania：A systematic review and network meta-analysis of double-blind randomized controlled trials.」Kishi T et al., Molecular Psychiatry vol.27（2）：1136-1144, 2022

「不安障害」金 吉晴，日本内科学会雑誌 vol.102（1）：183-189, 2013

「不安障害とうつ病の合併」寺尾 岳，臨床と研究 vol.91（5）：653-657, 2014

「不安障害に対する認知行動療法」坂野雄二，精神神経学雑誌 vol.114（9）：1077-1084, 2012

「不安症／不安症状を併存した双極性障害の診立てと薬物療法」山形祥礼ほか，最新精神医学 vol.26（2）：133-137, 2021

「不安症を併存する双極性障害の治療—自閉スペクトラム症，境界性パーソナリティ障害の視点から—」永田利彦，不安症研究 vol.11（1）：24-34, 2019

「不安又は恐怖関連症群」藤井 泰・朝倉 聡，精神神経学雑誌 vol.124（6）：409-415, 2022

「不確実性に耐える：オープンダイアローグがプライマリ・ケアにもたらす新たな可能性」孫 大輔・塚原美穂子，日本プライマリ・ケア連合学会誌 vol.41（3）：129-132, 2018

「プライマリーケアで役立つ『うつ・不安』の治療」塩入俊樹，日本内科学会雑誌 vol.110（3）：585-592, 2021

「『プレゼンス』の技法—ハコミの『ラビング・プレゼンス』概念から—」小室弘毅，トランスパーソナル心理学／精神医学 vol.13（1）：75-92, 2014

「マニュアル作成・システム化で身近になった退院訪問指導」久保弥生・山口真奈美・青山幸子，精神科看護 vol.36（10）：44-50, 2009

「Medium and long-term efficacy of psychoeducational family intervention for bipolar I disorder：Results from a real-world, multicentric study.」Luciano M et al., Bipolar Disorders vol.24（6）：647-657, 2022

「求められるうつ病の社会復帰・リハビリテーションへの取り組み」樋口輝彦，精神障害とリハビリテーション vol.13（1）：88-93, 2009

「WRAP（Wellness Recovery Action Plan）に関する研修報告」佐藤真希子，厚生労働科学研究費補助金（障害者対策総合研究事業）研究協力報告書，2013

「WRAP（元気回復行動プラン）～ Wellness に意識を向けて～」坂本明子，デイケア実践研究 vol.15（2）：131-136, 2011

「リカバリー志向の支援へのパラダイムシフトをめざして—オレム・アンダーウッド理論の導入（導入編）」春日飛鳥，精神科看護 vol.49（11）：64-71, 2022

「リカバリーって何だろう？～意味ある作業と「WRAP®」～」増川ねてる，作業科学研究 vol.12（1）：40-49, 2018

「リカバリーの時代と SST（生活技能訓練）」丹羽真一，精神神経学雑誌 vol.120（7）：592-600, 2018

「臨床に活かすウェクスラー式知能検査—成人の発達障害を中心に—」糸井岳史，児童青年精神医学とその近接領域 vol.58（4）：514-520, 2017

「わが国における shared decision making（SDM）のさらなる可能性」渡邊衡一郎ほか，精神科臨床 Legato vol.6（3）：124-131, 2020

「我が国における就労支援に関する SST の現状と効果，その課題—文献レビューから—」大川浩子・本多俊紀，北海道文教大学研究紀要 vol.41：87-95, 2017

監修

木戸芳史（きど・よしふみ）
浜松医科大学医学部看護学科 臨床看護学講座 精神看護学領域教授。博士（保健学）

2002年、神戸大学医学部保健学科卒業。精神科病院での勤務の傍ら、東京大学大学院医学系研究科の博士課程を修了（博士［保健学］）。聖路加国際大学助教、三重県立看護大学看護学部准教授を経て、2019年より現職。また、日本精神科看護協会では業務執行理事を務めている。
編著書に『クライエントとともに創る コプロダクション型精神看護過程』『精神看護　看護判断のための気づきとアセスメント』（中央法規出版）などがある。

三井督子（みつい・まさこ）
京都大学大学院医学研究科 人間健康科学系専攻先端中核看護科学講座助教。同大学附属病院精神看護専門看護師

2003年、東京医科歯科大学医学部保健衛生学科卒業。東京医科歯科大学医学部附属病院勤務の傍ら、同大学修士課程修了（看護学）。淑徳大学看護栄養学部看護学科助教、医療法人財団光明会明石こころのホスピタル精神看護専門看護師などを経て、2023年より現職。
分担執筆に『精神看護　看護判断のための気づきとアセスメント』（中央法規出版）、『精神に病をもつ人の看取り—その人らしさを支える手がかり』（精神看護出版）などがある。

STAFF

本文デザイン	工藤亜矢子（Okappa Design）
本文イラスト	たなかのりこ
校正	田村理恵子
編集協力	オフィス201（川西雅子）
編集担当	ナツメ出版企画（横山美穂）

本書に関するお問い合わせは、書名・発行日・該当ページを明記の上、下記のいずれかの方法にてお送りください。お電話でのお問い合わせはお受けしておりません。
・ナツメ社webサイトの問い合わせフォーム
　https://www.natsume.co.jp/contact
・FAX（03-3291-1305）
・郵送（下記、ナツメ出版企画株式会社宛て）
なお、回答までに日にちをいただく場合があります。正誤のお問い合わせ以外の書籍内容に関する解説・個別の相談は行っておりません。あらかじめご了承ください。

これならわかる！　精神科の看護ケア
せいしんか　かんご

2024年4月4日　初版発行

監修者	木戸芳史（きどよしふみ） 三井督子（みついまさこ）	Kido Yoshihumi, 2024 Mitsui Masako, 2024
発行者	田村正隆	
発行所	株式会社ナツメ社	
	東京都千代田区神田神保町1-52　ナツメ社ビル1F（〒101-0051）	
	電話 03-3291-1257（代表）　FAX 03-3291-5761	
	振替 00130-1-58661	
制　作	ナツメ出版企画株式会社	
	東京都千代田区神田神保町1-52　ナツメ社ビル3F（〒101-0051）	
	電話 03-3295-3921（代表）	
印刷所	ラン印刷社	

ISBN978-4-8163-7532-3　　　　　　　　　　　　　　　　Printed in Japan
＊定価はカバーに表示してあります
＊落丁・乱丁本はお取り替えします

ナツメ社Webサイト
https://www.natsume.co.jp
書籍の最新情報（正誤情報を含む）は
ナツメ社Webサイトをご覧ください。